Madubogwu Chimezie Innocent

Precisão diagnóstica da FNAC para massas mamárias palpáveis

Madubogwu Chimezie Innocent

Precisão diagnóstica da FNAC para massas mamárias palpáveis

ScienciaScripts

Imprint

Cover image: www.ingimage.com

This book is a translation from the original published under ISBN 978-3-659-84647-2.

Publisher:
Sciencia Scripts
is a trademark of
Dodo Books Indian Ocean Ltd. and OmniScriptum S.R.L publishing group

120 High Road, East Finchley, London, N2 9ED, United Kingdom
Str. Armeneasca 28/1, office 1, Chisinau MD-2012, Republic of Moldova, Europe
Printed at: see last page
ISBN: 978-620-8-30171-2

DEDICAÇÃO:

Este trabalho é dedicado a Deus Todo-Poderoso que tornou tudo possível.

ÍNDICE DE CONTEÚDOS:

RECONHECIMENTO:

Desejo expressar a minha sincera gratidão à minha querida esposa e à nossa bebé Chidinma pelo seu sólido apoio e compreensão ao longo da realização deste trabalho.

Gostaria também de agradecer a todos os meus professores, em particular: Prof. S.N.C. Anyanwu; Dr. G.U. Chianakwana e Dr. C.O. Ukah por terem aceitado ser meus supervisores e pelos seus inestimáveis conselhos, orientações e correcções.

Os meus agradecimentos especiais ao Prof. A.M.E. Nwofor e ao Dr. V.I. Onyiorah pela sua ajuda.

RESUMO:

A citologia aspirativa por agulha fina (FNAC) é um dos instrumentos utilizados no diagnóstico das doenças da mama. Este estudo foi realizado para avaliar a exatidão do diagnóstico da PAAF no tratamento de doentes com lesões mamárias palpáveis no Hospital Universitário Nnamdi Azikiwe, em Nnewi, utilizando a biopsia aberta como padrão de ouro. Foi recrutado um total de 180 doentes para o estudo, mas apenas 110 tinham relatórios histológicos e foram utilizados para os testes de validade.

Neste estudo, a FNAC classificou as 110 pacientes de acordo com o Programa Nacional de Rastreio Mamário dos Serviços de Saúde (NHSBSP) da Grã-Bretanha da seguinte forma: Cl= 17 (15,5%), C2= 46 (41,8%), C3= 5 (4,5%), C4= 4 (3,6%) e C5= 38 (34,6%). Quando foram excluídos os esfregaços insatisfatórios e suspeitos/atípicos, a FNAC atingiu uma sensibilidade de 90,0%, uma especificidade de 95,5%, uma taxa de falsos positivos de 5,3% e uma taxa de falsos negativos de 8,7%. Obteve também um valor preditivo positivo de 94,7%, um valor preditivo negativo de 91,3%, uma exatidão de diagnóstico global de 92,9% e uma taxa de insatisfação de 15,5%. As validades de diagnóstico da PAAF neste estudo, embora comparáveis às do diagnóstico clínico, têm melhor especificidade ($p<0,05$), taxa de falsos positivos ($p<0,05$) e valor preditivo positivo ($p<0,05$).

A PAAF foi capaz de subclassificar 86 dos 110 esfregaços em diferentes condições de doença da mama. Os restantes 24 esfregaços não puderam ser subclassificados. Dos 32 diagnósticos de fibroadenoma na PAAF, a histologia confirmou que 25 eram fibroadenoma. Isto deu uma exatidão de 78,1%. Dos outros 32 diagnósticos de carcinoma ductal invasivo por PAAF, a histologia confirmou que 28 deles eram carcinoma ductal invasivo. Este facto deu uma precisão de 87,5%. Foram necessários, em média, 2 dias +/- DP 1 dia para obter os resultados da FNAC. Por outro lado, foram necessários, em média, 28 dias +/- DP 7 dias para obter o diagnóstico histopatológico. A diferença no intervalo de tempo para a obtenção dos resultados da PAAF e do histopatológico é estatisticamente significativa ($P<0,05$). Noventa e sete (88,2%) dos 110 doentes submetidos a PAAF não registaram qualquer complicação. Apenas sete (6,4%) tiveram dores ligeiras e seis (5,5%) tiveram uma hemorragia ligeira que foi estancada com a aplicação de pressão com gaze esterilizada durante cinco minutos. Neste estudo, o custo total da PAAF foi de 1.700,00 dólares e o da biópsia cirúrgica aberta foi de 13.600,00 dólares por cada doente.

A prática da PAAF é muito económica e poupa muito dinheiro aos doentes quando comparada com a biopsia cirúrgica aberta. A FNAC foi muito segura, com complicações mínimas.

CAPÍTULO 1

1.0 INTRODUÇÃO:

As doenças da mama variam entre as variedades benignas e malignas. As doenças benignas da mama são mais comuns do que as malignas[1] . No entanto, o cancro da mama é a neoplasia maligna mais comum que afecta as mulheres em muitas partes do mundo, com uma estimativa de 1,38 milhões de novos casos de cancro diagnosticados em 2008 (23% de todos os cancros), e ocupa o segundo lugar a nível global (10,9% de todos os cancros)[2] . É atualmente o cancro mais comum tanto nas regiões desenvolvidas como nas regiões em desenvolvimento, com cerca de 690 000 novos casos estimados em cada região (rácio populacional 1:4)[2] . As taxas de incidência variam entre 19,3 por 100 000 mulheres na África Oriental e 89,7 por 100 000 mulheres na Europa Ocidental, sendo elevadas (mais de 80 por 100 000) nas regiões desenvolvidas do mundo (exceto no Japão) e baixas (menos de 40 por 100 000) na maioria das regiões em desenvolvimento[2] . A incidência na Nigéria está estimada em 38,7 por 100 000[3] . Nos relatórios baseados em hospitais, a incidência varia entre 3,5 e 13,5% .[4]

O cancro da mama na Nigéria e noutros países em desenvolvimento é caracterizado por uma apresentação tardia e um mau resultado devido à ignorância, superstição, auto-negação, medo da mastectomia e indisponibilidade de instalações de tratamento[5-7] . O cancro da mama apresenta-se uma década mais cedo nas mulheres nigerianas e, na verdade, noutras mulheres negras, com um pior comportamento biológico e um mau prognóstico[8-13] . As mulheres negras têm uma menor incidência de cancro da mama do que as suas congéneres caucasianas, mas a incidência hospitalar está a aumentar[9,14] . Nos EUA, a incidência do cancro da mama tem vindo a diminuir desde 2004, em grande parte devido à diminuição da utilização da terapia de substituição hormonal[15] . A mortalidade do cancro da mama no mundo ocidental está a diminuir devido à deteção precoce e a um melhor tratamento[5,16] . A variação das taxas de mortalidade em geral é muito menor (aproximadamente 6-19 por 100 000) devido à sobrevivência mais favorável do cancro da mama nas regiões desenvolvidas (de elevada incidência)[2] . Consequentemente, o cancro da mama é a quinta causa de morte por cancro em geral (458 000 mortes), mas continua a ser a causa mais frequente de morte por cancro nas mulheres, tanto nas regiões em desenvolvimento (269 000 mortes, 12,7% do total) como nas regiões desenvolvidas, onde o número estimado de 189 000 mortes é ligeiramente superior ao número estimado de mortes por cancro do pulmão (188 000 mortes)[2] . É muito raro nos homens, representando cerca de 1% de todos os cancros masculinos e menos de 1% de todos os doentes com cancro da mama .[2]

O diagnóstico das doenças da mama pode ser efectuado, tal como noutras condições clínicas, através de: história, exame físico e investigação que inclui confirmação citológica ou histológica. O nódulo mamário, que é uma das formas mais comuns de apresentação da lesão mamária, é normalmente detectado através de: auto-exame da mama, exame clínico da mama e mamografia. Devido ao facto de a avaliação clínica e a mamografia não poderem confirmar ou excluir com exatidão doenças malignas da mama, vários estudos defenderam a utilização do "teste triplo"[17-20] , que consiste no exame clínico, no exame radiológico e na citopatologia. Quando os três componentes são positivos, a exatidão do diagnóstico aproxima-se dos 100% para a malignidade[18] . Quando um dos componentes é positivo, pode ser recomendada uma investigação mais aprofundada através de biópsia cirúrgica aberta, que continua a ser a norma de ouro. O teste triplo é negativo quando todos os componentes são negativos.

A citopatologia pode ser efectuada através de aspiração por agulha fina (AAF) ou biópsia por punção. A FNA é amplamente utilizada e tem sido creditada com uma série de vantagens. Foi inicialmente introduzida como alternativa às biopsias cirúrgicas abertas, que estavam associadas à probabilidade de implantação do tumor[20] , cicatrizes, aumento do custo do tratamento, morbilidade, complicações, atraso no diagnóstico, necessidade de anestesia, sobrecarga da lista de espera e do tempo de operação e biopsias de excisão benignas desnecessárias. A fiabilidade da FNAC depende das competências do aspirador, do citopatologista e do tipo histológico da lesão[17,21] . Além disso, a idade do doente, o tamanho da lesão e o método de deteção (clinicamente detectado ou detectado por imagem) influenciam a fiabilidade .[22]

1.1 Justificação do estudo

Nos tempos modernos, a ênfase é colocada no diagnóstico pré-operatório das doenças da mama, o que dá à doente tempo para aceitar o seu estado, procurar uma segunda opinião, receber aconselhamento e planear o seu tratamento. Devido aos problemas acima referidos, nos países em desenvolvimento, para se conseguir um diagnóstico pré-operatório, é necessária uma boa técnica. Um procedimento com elevada precisão, barato e rápido. Um procedimento ambulatório que reduza a pressão sobre a carga da sala de operações, com elevada aceitabilidade por parte dos doentes e baixa taxa de complicações. Tudo isto pode ser conseguido utilizando a PAAF. Além disso, a FNAC pode ser repetida sem sofrimento significativo e é eficaz no controlo de tumores mamários recorrentes. Também ajuda a fazer a triagem das doentes em termos de espaço na sala de operações (operando as lesões malignas antes das benignas). A PAAF é adequada para a colheita de amostras de lesões múltiplas e para doentes debilitadas e que não colaboram.

Apesar dos benefícios acima referidos da FNAC, não foi efectuado qualquer estudo organizado no nosso centro. A citologia por PAAF não encontrou o seu lugar no nosso centro, sendo efectuada apenas ocasionalmente para nódulos mamários e outras massas superficiais. A citologia por aspiração com agulha fina ganhou aceitação a nível mundial. Na Nigéria, foram efectuados estudos sobre a FNAC em alguns centros[16,23-27] . Em todos estes estudos, a FNAC foi considerada um meio fiável de diagnóstico pré-operatório de lesões mamárias. Este estudo justifica-se pelo facto de o nosso centro ser o primeiro do género a avaliar a exequibilidade e a precisão da FNAC e a comparar os resultados com outros centros.

1.2 Âmbito e limitações:

O Hospital Universitário Nnamdi Azikiwe, Nnewi, é uma instituição terciária situada em Nnewi, no coração do Estado de Anambra, no sudeste da Nigéria. Nnewi é uma cidade cosmopolita com grandes actividades comerciais e industriais (vulgarmente conhecida como o Japão de África). A instituição é um centro de referência e abrange todo o estado de Anambra, partes do estado do Delta, do estado de Imo e do estado de Enugu.

A instituição é multicêntrica com quatro postos avançados. O centro principal em Nnewi tem um total de 253 camas hospitalares, com 67 camas afectadas a enfermarias cirúrgicas masculinas e femininas.

Existem duas unidades de cirurgia geral. Cada uma das clínicas de cirurgia geral recebe uma média de três a cinco novos doentes com lesões mamárias por dia de clínica (dados não publicados). Este estudo é um estudo prospetivo de um ano de todas as doentes consecutivas que se apresentam nas duas clínicas de cirurgia geral com uma lesão palpável da mama. Todas as doentes, após a realização de citologia por PAAF, foram seguidas até à realização de biópsia cirúrgica aberta e obtenção de histologia em parafina. As doentes com lesões quísticas também foram incluídas no estudo, tendo o aspirado sido enviado para análise citopatológica.

Os doentes sem uma massa discretamente palpável foram excluídos do estudo. A curva de aprendizagem afectou a precisão dos resultados obtidos, uma vez que este estudo foi o primeiro do género no centro. Outras limitações incluem: uma grande lista de espera para cirurgia que afectou a duração do nosso acompanhamento para obter o relatório histológico, um número insuficiente de patologistas carregados de amostras, tanto de dentro como de fora do hospital, o que também afectou a duração da obtenção dos relatórios citológicos e histológicos.

1.3 Objectivos do estudo:

A. Geral:

1. Avaliar a exatidão diagnóstica da citologia por PAAF no tratamento de doentes com lesões mamárias palpáveis, utilizando a biópsia aberta como padrão de ouro.

B. Específico:

1. Determinar a sensibilidade, especificidade, taxas de falsos positivos e falsos negativos da PAAF em doentes com lesões mamárias palpáveis.
2. Determinar a relação custo-eficácia da FNAC.
3. Determinar as possíveis complicações decorrentes da FNAC.

CAPÍTULO 2

2.0 REVISÃO DA LITERATURA:

2.1 História: A biopsia por aspiração é praticada há décadas para diagnosticar lesões em muitas localizações anatómicas. As lesões da mama foram identificadas como particularmente adequadas para esta técnica devido à sua acessibilidade. A utilização de esfregaços de aspiração por agulha para fins de diagnóstico foi descrita já em 1933, quando Stewart[28] descreveu a sua experiência com esfregaços de aspiração de aproximadamente 2500 amostras, incluindo cerca de 500 lesões da mama. Entre as condições que considerou difíceis de distinguir do carcinoma encontravam-se as hiperplasias epiteliais atípicas, a ginecomastia e a mama lactante. Martin e Ellis[29] também descreveram 280 cancros da mama entre 1.405 casos de tumores malignos diagnosticados antes de 1934 no Memorial hospital, Nova Iorque, Estados Unidos da América. Salientaram várias vantagens da biopsia por aspiração que são igualmente aplicáveis hoje em dia: relativa simplicidade do procedimento, que pode ser efectuado num consultório; facilidade de preparação da amostra e diagnóstico rápido e prevenção da biopsia cirúrgica de doentes com doença clinicamente avançada.

O exame clínico da mama, como parte do teste triplo, é normalmente efectuado por um médico com formação, mas, por si só, não é um instrumento fiável para a deteção ou exclusão de malignidade da mama, uma vez que apresenta elevadas taxas de falsos positivos e falsos negativos[30-32] . Por conseguinte, não se recomenda a sua utilização isolada para efetuar o diagnóstico de uma lesão mamária. O exame radiológico, também como parte do teste triplo, é normalmente efectuado com a mamografia, sobretudo no caso de lesões mamárias impalpáveis. Pode também ser utilizado para biópsias guiadas, quer por agulha fina, quer por biópsia por agulha grossa (aspiração estereotáxica por agulha fina ou biópsia por agulha grossa)[22,33-35] . Em doentes mais jovens com mamas densas, a ecografia da mama é geralmente mais fiável[36] . Algumas pessoas também defendem a utilização da ressonância magnética (RM) da mama na deteção de lesões mamárias, mas não tem vantagens em relação à mamografia, exceto na avaliação da rutura de implantes[36,37] . Os achados anormais na mamografia, especialmente nas lesões mamárias detectadas por rastreio, incluem: microcalcificações e anomalias da densidade (massas, distorções arquitectónicas e assimetrias) .[22,37]

No passado, as mulheres com lesões mamárias eram submetidas a um procedimento numa única fase, que envolvia uma biopsia cirúrgica para secção de congelação e mastectomia na mesma sessão se a histologia da secção de congelação fosse considerada maligna[38] . Esta prática não era ideal porque a mulher entra na cirurgia sem saber se tem cancro ou se a sua mama vai ser removida. Atualmente, a ênfase é colocada num procedimento em duas fases, em que a biopsia e o diagnóstico são separados do tratamento[38] . Isto permite o diagnóstico pré-operatório e dá tempo para o planeamento do tratamento.

As vantagens relativas da citologia por PAAF em comparação com a biopsia por punção e a biopsia cirúrgica aberta incluem

O procedimento de amostragem para a citologia por PAAF é mais rápido do que a biópsia por punção e pode ser efectuado em regime ambulatório na clínica[18,39-46] . A citologia por PAAF também é considerada menos dolorosa e não requer o uso de anestesia[18,39] . Udoeyop[23] , num estudo com 102 doentes, avaliou a dor tanto subjectiva como objetivamente e descobriu que a grande maioria dos doentes (70,6% objetivamente e 67,6% subjetivamente) sentiu um desconforto ligeiro ou nenhum desconforto com o procedimento. Panchalingam[25] , num estudo semelhante com 147 doentes, concluiu que a PAAF era tolerável e segura, uma vez que apenas 25,8% dos doentes se queixaram de dor. A aceitabilidade dos doentes é maior com a citologia por PAAF[18,39-41] . Gukas[24] , num estudo com 141 doentes, comparando o valor relativo da biopsia Trucut e da PAAF no tratamento de lesões mamárias, registou uma aceitabilidade de 95% para a PAAF e de 90,7% para a biopsia Trucut.

A citologia por PAAF é geralmente menos traumática, com menor probabilidade de hemorragia, e pode ser mais adequada para mulheres que estejam a tomar medicação anti-coagulante[18,42] . Este facto é confirmado pelo estudo de Udoeyop[23] , no qual não foi registada qualquer morbilidade significativa, exceto uma pequena hemorragia observada em 2,9% das doentes, facilmente controlada com uma pressão firme. Panchalingam[25] documentou 18,1% de hemorragias ligeiras a moderadas na sequência de uma PAAF, tendo ocorrido mais hemorragias nas lesões malignas (15,5%) do que nas lesões benignas (2,6%).

Os resultados da citologia por PAAF estão disponíveis relativamente depressa (nalguns centros, em poucas horas)[18] . Num estudo realizado por Gukas[24] , foram necessários, em média, 3,7 dias para obter o resultado da FNAC, contra 7,5 dias para a biopsia Trucut e 14,8 dias para a biopsia cirúrgica aberta. Os 3,7 dias para a PAAF eram demasiado longos e foram atribuídos à grande carga de trabalho do patologista que lia as lâminas.

A realização da PAAF é relativamente pouco dispendiosa[18] . Panchalingam[25] , durante o período de estudo, registou um custo total de 400,00 dólares para a PAAF e de 8 500,00 dólares para a biopsia cirúrgica aberta por doente. Gukas[24] , durante o período de estudo, registou 500,00 euros para a PAAF; 400,00 euros para a biópsia Trucut e 2 500,00 euros para a biópsia cirúrgica aberta por cada doente.

A citologia por PAAF está associada a uma baixa taxa de infeção e cicatrização[18,42] . Também pode ter benefícios terapêuticos em quistos mamários benignos em que a aspiração por si só cura a lesão[18] . A FNAC pode ser repetida sem sofrimento significativo e é útil para a colheita de amostras de múltiplas lesões, uma vez que é relativamente indolor[39-41] . A PAAF também é eficaz no controlo de tumores mamários recorrentes .[39]

A citologia por PAAF tem, no entanto, alguns inconvenientes. Requer formação na preparação de esfregaços de qualidade[18,21] . É necessária uma especialização considerável em citologia para interpretar a citologia de PAAF[18,21] . Além disso, a citologia por PAAF é geralmente inadequada para a avaliação de microcalcificações em lesões mamárias impalpáveis[18] . Não permite ao patologista distinguir entre carcinoma ductal in situ (DCIS) e carcinoma invasivo[18,21,48] . A PAAF não remove a lesão que pode causar traumas psicogénicos[18] . Este facto está de acordo com a conclusão de Cant et al[49] no seu estudo de que a abordagem conservadora é segura para os nódulos mamários benignos, do ponto de vista clínico e citológico, em mulheres com menos de 25 anos, mas muito poucos a aceitaram.

O diagnóstico definitivo de algumas lesões pode ser difícil de efetuar apenas com base na citologia de AAF. Estas incluem: hiperplasia ductal atípica (HAD), CDIS de baixo grau, alguns carcinomas tubulares e alguns carcinomas lobulares invasivos[18] . A citologia por PAAF pode não ser a técnica de amostragem de eleição para lesões que são relativamente hipocelulares e produzem pouco material epitelial. Estas incluem os fibroadenomas escleróticos, o carcinoma ductal esclerosante e o carcinoma lobular infiltrante .[18]

A citologia por aspiração com agulha fina (PAAF) e a biopsia por agulha grossa foram originalmente utilizadas para o diagnóstico de lesões mamárias palpáveis. Ambos os métodos têm um elevado grau de sensibilidade e especificidade. A citologia por punção aspirativa com agulha fina é um excelente método para o diagnóstico de lesões palpáveis; a sua sensibilidade tem sido registada entre 89% e 98% e a sua especificidade entre 98% e 100%[17,20] . Na sequência da introdução do rastreio mamográfico, a citologia por PAAF e a biópsia por punção são agora também utilizadas para o diagnóstico de lesões mamárias impalpáveis. A sensibilidade e a especificidade da citologia por PAAF estereotáxica em lesões impalpáveis foram relatadas como sendo de 77-100% e 91100%, respetivamente[17,20] . A ecografia também tem sido utilizada com êxito para localizar lesões na mama e para orientar a citologia por PAAF .[20]

Nos últimos tempos, tem-se registado um aumento da utilização de biópsias por agulha fina para facilitar o diagnóstico pré-operatório[17] . Há duas explicações principais para esta tendência: uma é o aumento da taxa de amostras inadequadas em lesões impalpáveis colhidas por citologia por punção por agulha fina; e a outra é a falta de especialização dos patologistas na interpretação do aspirado por agulha fina. No entanto, a citologia por PAAF e a biópsia por punção são procedimentos complementares[17] e não existem provas suficientes para decidir qual dos métodos é melhor do que outro. Recomenda-se que a combinação adequada de citologia por punção capilar e biópsia por agulha grossa seja a melhor abordagem para o diagnóstico de lesões mamárias em diferentes contextos .[17]

A etiologia do cancro da mama, tal como a maioria das outras doenças malignas, é em grande parte desconhecida, mas existem factores de risco. Alguns factores de risco para o cancro da mama incluem: idade, sexo, exposição endógena e exógena a estrogénios, factores alimentares, factores genéticos e hereditários, exposição a radiações e história prévia de doenças da mama.

As doenças benignas da mama são também de grande importância. Constituem a maioria das doenças da mama[48] . São responsáveis por cerca de 90% das apresentações clínicas relacionadas com a mama[50] . Num estudo realizado por Anyikam et al[51] , o rácio de lesões benignas e malignas da mama é de 2,3: 1. Verificou-se também que as lesões benignas da mama se apresentam 20 anos mais cedo do que as suas congéneres malignas .[51]

O fibroadenoma é a lesão mamária benigna palpável mais comum, seguida da displasia mamária benigna (doença fibrocística) na maioria dos casos[11,48,52 ,54] . A maioria das doenças benignas da mama, especialmente as não-proliferativas, não são pré-malignas. Podem ser tratadas de forma conservadora, desde que a doente possa ser seguida durante muito tempo[55] . A sua importância reside principalmente no facto de serem capazes de se diferenciar do carcinoma. Num estudo realizado por Cant et al[49] , sugeriram a segurança da gestão não operatória do fibroadenoma confirmado citologicamente, uma vez que, no seu estudo, 38% dos fibroadenomas foram resolvidos ao longo de cinco anos. No entanto, alguns cirurgiões são cautelosos ao aconselhar o tratamento não operatório de nódulos mamários com caraterísticas de fibroadenoma, porque algumas variedades de tumores filóides benignos são indistinguíveis do fibroadenoma, mesmo mamograficamente, e o seu componente maligno pode parecer inócuo até aparecerem metástases à distância .[54]

2.2 Técnicas de citologia FNA:

A prática da citologia por PAAF implica a obrigação de preparar a doente, o que inclui explicar cuidadosamente à mulher, antes do procedimento, o papel que o teste desempenha no tratamento de uma doença da mama. Isto é necessário porque a investigação de uma lesão mamária pode ser uma experiência altamente stressante para a mulher, que não tem a certeza se irá receber um resultado benigno ou um resultado que irá exigir mais investigações. A melhor forma de preparar a mulher é garantir que ela recebe toda a informação necessária e responder a todas as suas perguntas, tendo em conta as suas preocupações emocionais. Ao fornecer informações, o médico deve usar uma linguagem que seja facilmente compreendida pela mulher. O jargão médico e os termos difíceis devem ser explicados. As necessidades linguísticas e culturais do indivíduo devem ser consideradas. As informações a serem transmitidas à mulher devem incluir discussões sobre:

- O objetivo do teste.
- Como e por quem o teste deve ser efectuado.
- Quanto tempo demorará o resultado a ficar pronto.
- Condição clínica ou problemas médicos co-mórbidos que possam impedir a realização do teste, caso existam.
- O grau de dor ou desconforto que é de esperar durante e após o procedimento.
- As potenciais complicações do teste.
- Como é que o resultado do teste será interpretado no contexto do teste triplo.
- As limitações da exatidão do teste. A mulher deve compreender que o teste por si só pode não fornecer o diagnóstico e que podem ser necessárias outras investigações.
- Como é que o resultado influenciará a gestão.
- Como é que o resultado lhe será comunicado.
- O custo do teste para a mulher.
- Também deve ser salientado que a escolha de efetuar ou não o teste é da mulher e que esta tem a opção de se retirar em qualquer fase.

Todos os elementos acima referidos, designados por consentimento informado, podem ser verbais ou escritos. Para a citologia de PAAF, o consentimento verbal é normalmente solicitado .[17]

Tradicionalmente, a citologia por PAAF envolve a utilização de uma agulha fina de tamanho 21-25FG[32,35,56-59] . Esta é normalmente utilizada com uma seringa de 10-20 ml para aplicar pressão negativa ou de sucção. O tamanho da agulha utilizado dependerá: da técnica de orientação

(digital, estereotáxica ou de ultra-sons); o tipo de lesão (é preferível uma agulha maior nas lesões fibrosas); e a preferência do operador. O tipo de agulha também varia, desde uma simples agulha de punção venosa até uma agulha de biopsia especificamente concebida para o efeito. O comprimento da agulha também varia. A maioria dos operadores utiliza uma técnica de aspiração ou sucção[18-35,56-59] , utilizando uma seringa isolada ou com um suporte de seringa. Classicamente, na técnica de aspiração com seringa, a mão dominante é utilizada para manusear a seringa, aplicar pressão negativa e mover a agulha para dentro e para fora do tumor, enquanto a outra mão é utilizada para estabilizar o tumor. Esta técnica tem sido considerada incómoda para o aspirador e está associada a maiores taxas de insuficiência[60] . Foram efectuadas muitas modificações na área da aplicação de pressão para que o aspirador tenha menos trabalho a realizar com a mão dominante, concentrando-se assim mais nas passagens da agulha no tumor. Num estudo efectuado por Freitas et al[60] , utilizaram um suporte mecânico de seringa com punho de pistola para gerar pressão dentro da seringa, aliviando assim a mão de puxar o êmbolo para criar pressão. Isto permite que o aspirador se concentre no procedimento de agulhamento. No entanto, tem alguns inconvenientes, nomeadamente: aumenta a distância entre o tumor e a mão que segura o dispositivo, o que, por sua vez, diminui a sensibilidade do toque do operador; além disso, o tamanho do dispositivo montado assusta frequentemente os doentes, que podem ficar menos dispostos a colaborar no procedimento. No mesmo estudo de Freitas, compararam-se as aspirações obtidas com o dispositivo de auto-vácuo e com o porta-seringas de pistola e obtiveram-se resultados equivalentes. O dispositivo de auto-vácuo consiste numa seringa descartável com interposição de uma mola entre as asas laterais da seringa e o êmbolo, de modo a que a mola possa exercer uma força sobre o êmbolo, criando assim uma pressão negativa no interior da seringa[60] . Esta foi desenvolvida por Ruffo Freitas Junior et al com o objetivo de facilitar o procedimento de PAAF e, ao mesmo tempo, não assustar o doente devido ao seu tamanho mais pequeno. Apesar destas modificações na técnica de aspiração, muitos estudos continuaram a ser efectuados utilizando apenas o método da seringa[21-27] por ser simples, mais barato, facilmente disponível e menos assustador para os doentes.

Mais recentemente, entrou em voga uma técnica modificada designada por Fine Needle Sampling (FNS) sem aspiração[18,59] . Esta técnica depende da ação capilar da agulha para a recolha da amostra e evita a aspiração. Raghuveer et al[59] atribuem à FNS o facto de ser menos dolorosa, de aumentar a sensibilidade da ponta do dedo e o controlo da agulha, de reduzir o risco de contaminação sanguínea e os artefactos e de ser muito mais fácil de utilizar pelos doentes. No entanto, recomenda-se a conversão para uma técnica de aspiração se a lesão for fibrosa ou produzir material celular limitado .[18,59]

Tem havido controvérsia sobre quem deve efetuar a citologia de PAAF. O procedimento pode ser efectuado por radiologistas, cirurgiões, patologistas, médicos da mama, oncologistas médicos e de radiação e, em algumas zonas rurais ou remotas, por médicos de clínica geral[18,61] . A formação em técnicas de agulha, manuseamento de amostras e preparação de esfregaços citológicos são pré-requisitos para a realização de citologia por PAAF. É vantajoso que um patologista com experiência na elaboração de relatórios citológicos ou um cito-cientista esteja presente aquando da colheita de um aspirado para aconselhar sobre se foi obtido material adequado[33] . Num estudo realizado por Mohammed et al[62] , afirmaram que a elevada sensibilidade, especificidade e baixa taxa de insatisfação obtidas no seu estudo se deviam ao facto de todas as FNAC terem sido realizadas por patologistas que asseguraram a adequação da amostra no momento da colheita. No entanto, noutro estudo de Scopa et al[61] , o procedimento foi efectuado por dois cirurgiões com resultados muito bons. Por conseguinte, a proficiência na técnica de citologia de PAAF não depende da especialidade que a efectua, mas da experiência do executante[18,61] . No entanto, recomenda-se que todos os clínicos que realizam este procedimento auditem regularmente a sua precisão de amostragem para tecido maligno e a taxa de amostras inadequadas apresentadas.

Outra área de controvérsia é o número de passagens da agulha que produzirá uma amostra adequada. Garz-Guajardo et al[56] no seu estudo efectuaram uma ou duas passagens em todos os 639 aspirados mamários que estudaram. Scopa et al[61] no seu próprio estudo efectuaram até três passagens de agulha. Noutro estudo de Freitas et al[60] , realizaram uma única passagem da agulha mas, em cada passagem, a agulha é movida várias vezes em diferentes direcções dentro da lesão, por vezes até 10-15 vezes ou quando se verifica a existência de material suficiente no encaixe da agulha. Não existe um número definido de passagens necessárias para obter uma amostra adequada. O número de passagens dependerá da natureza da lesão, do tamanho e da orientação. Serão necessárias mais passagens para lesões acelulares e fibrosas e um menor número de passagens para lesões com sangue, pelo que o número de movimentos por passagem da agulha também varia de forma semelhante. Alguns autores recomendaram também mais passagens para a citologia de PAAF impalpável e guiada por imagem para uma amostragem adequada e representativa .[22,33]

2.3 Processamento de fluidos císticos obtidos através de FNA:

Não é prática corrente submeter o líquido cístico dos quistos a uma avaliação citológica mas, no entanto, o líquido cístico deve ser enviado para citologia se ocorrer alguma das seguintes situações

- Se for sanguinolenta ou serosanguinolenta.
- Se houver uma massa residual palpável ou uma lesão sólida na ecografia.
- Os exames imagiológicos indicam que o quisto é complexo.

Os materiais provenientes da citologia de PAAF também podem ser utilizados para marcadores preditivos/prognósticos como os receptores de estrogénio (RE) e os receptores de progesterona (RP)[18,34,63] . Outros marcadores tumorais que podem ser detectados utilizando a PAAF incluem a oncoproteína HER2-neu[33,63] ; o antigénio carcino-embrionário; C-erb B-2; a proteína P53; o fator de crescimento Ki 67 e a proteína Ps2 .[34]

2.4 Categoria de diagnóstico:

Os relatórios de citologia de PAAF são normalmente classificados em 5 categorias com base no

National Health Services Breast Screening Programme (NHSBSP) da Grã-Bretanha[64] . A utilização destas categorias de diagnóstico padronizadas é necessária para melhorar a comunicação dentro de uma equipa multidisciplinar e para comparar resultados de outros centros. As categorias de diagnóstico e os seus códigos numéricos correspondentes são:

- Inadequado/insuficiente (Cl).
- Benigno (C2)
- Atípico/indeterminado (C3)
- Suspeita de malignidade (C4)
- Maligno (C5).

A categoria de diagnóstico representa a interpretação dos achados nas lâminas para esse caso, mas pode ou não ser representativa da lesão-alvo subjacente. A categoria de diagnóstico pode ser qualificada com outros comentários, conforme considerado apropriado pelo patologista relator.

1. Inadequado/insuficiente (Cl): Esta categoria é utilizada quando os esfregaços são demasiado escassos em células ou distorcidos para permitir um diagnóstico microscópico ou quando o aspirado é inconsistente com os achados clínicos e imagiológicos. Uma vez que se trata de um diagnóstico subjetivo, deve ser dada uma explicação do motivo pelo qual a amostra é inadequada/insuficiente.

2. Benigno (C2): Esta categoria de diagnóstico é utilizada quando a amostra é adequada e não apresenta evidência de malignidade.

3. Atípico/indeterminado (C3): Esta categoria é utilizada quando os esfregaços com caraterísticas benignas apresentam também caraterísticas que podem ser observadas em casos de malignidade, como a perda de coesão ou atipia nuclear. Outra circunstância possível inclui uma lesão em que a celularidade é baixa com uma atipia citológica subtil. O aspirado com caraterísticas papilares ou com mucina também pode ser colocado nesta categoria, dependendo das circunstâncias.

4. Suspeita de malignidade (C4): Esta categoria de diagnóstico é utilizada quando os esfregaços apresentam caraterísticas sugestivas mas não diagnósticas de malignidade. As células malignas podem ser demasiado escassas, obscurecidas por artefactos ou apresentar caraterísticas atípicas mais marcadas do que na categoria atípica ou indeterminada, mas não diagnosticar malignidade.

5. Maligno (C5): Esta categoria de diagnóstico é utilizada quando o aspirado é claramente maligno. Esta categoria de diagnóstico inclui o carcinoma invasivo da mama, o carcinoma ductal in-situ e outros tumores malignos.

2.5 Subclassificação das lesões mamárias:

As amostras de citologia por PAAF podem ser utilizadas para subclassificar a lesão da mama. De acordo com o estudo de Young et al[65] , a biópsia mamária por PAAF é um método fiável para o diagnóstico do carcinoma da mama, mas ainda existem dificuldades na sua capacidade de determinar o subtipo de tumor. No estudo acima referido, o desempenho foi melhor para o diagnóstico de adenocarcinoma (tipo ductal) com 65% de exatidão. As taxas de diagnóstico exato dos carcinomas lobular, medular e mucinoso foram de 20%, 12% e 27%, respetivamente.

A tipagem internacional de tumores da mama da OMS[66] é apresentada no Apêndice D.

2.6 Exatidão da citologia FNA:

A citologia por PAAF é um método excelente para o diagnóstico de lesões palpáveis da mama; a sua sensibilidade tem sido registada entre 89-98% e a sua especificidade entre 98-100%[18] . O National Health Services Breast Screening Programme (NHSBSP) da Grã-Bretanha[64] recomendou os seguintes valores para a validade do teste de PAAF: sensibilidade >80%; especificidade >60%; taxa de falsos positivos <1%; taxa de falsos negativos <5%; valor preditivo positivo >95% e taxa de insatisfação de <25%. Os resultados dos estudos efectuados na Nigéria são variáveis em termos da validade destes testes. Udoeyop[23] , num estudo prospetivo realizado em Calabar, obteve uma sensibilidade de 90%, uma especificidade de 98,4%, uma taxa de falsos positivos de 2,7% e uma taxa de falsos negativos de 6,2%. Apesar de o estudo de Udoeyop ter produzido uma sensibilidade e uma especificidade muito elevadas, a sua taxa de falsos positivos de 2,7% e a sua taxa de falsos negativos de 6,2% ficaram aquém do recomendado pelo NHSBSP da Grã-Bretanha, que é de menos de 1% e menos de 5%, respetivamente. Num outro estudo efectuado por Gukas[24] em JUTH, Jos; obteve uma sensibilidade de 80,8%, uma especificidade de 95,3%, uma taxa de falsos positivos de 7,3% e uma taxa de falsos negativos de 12,6% para a citologia de PAAF. Neste estudo de Gukas, embora a sensibilidade e a especificidade estivessem dentro dos valores mínimos recomendados pelo NHSBSP da Grã-Bretanha, o estudo produziu taxas de falsos positivos e falsos negativos muito elevadas. Também Panchalingam[25] em LUTH, Lagos; depois de excluir todos os casos suspeitos ou atípicos, obteve uma sensibilidade de 82,2%, uma especificidade de 100% e uma taxa de falsos positivos de 0%, mas uma taxa de falsos negativos muito elevada de 17,02%. Num estudo retrospetivo de 864 doentes realizado por Alatise et al[16] em lie Ife, descobriram que a sensibilidade absoluta para a malignidade era de 70,8%, a taxa de falsos positivos de 1,8%, a taxa de falsos negativos de 14,9%, a taxa de suspeitos de 9,8% e a taxa de inadequados de 5,4%. Em todos estes estudos, as elevadas taxas de falsos negativos são particularmente preocupantes, pois significam que um grande número de tumores malignos pode não ser detectado, o que pode levar a um subtratamento e à progressão da doença.

2.7 Condições associadas a diagnósticos falsos positivos em citologia de punção capilar:

Os diagnósticos falsos positivos na citologia de PAAF ocorrem a uma taxa inferior a 1%[18,20] e devem-se frequentemente a dificuldades de interpretação. Algumas das condições associadas a diagnósticos falsos positivos incluem :[18,20]

1. Fibroadenoma com caraterísticas atípicas.
2. Massa ou espessamento associado à lactação.
3. Cicatriz radial com hiperplasia.
4. Papiloma: Normalmente, é impossível diferenciar de forma fiável o papiloma, o papiloma atípico, o carcinoma papilar intra-cístico e o carcinoma papilar invasivo apenas com base no material

citológico.

5. Alterações provocadas pela radiação: A atipia epitelial induzida pela radiação é comum no tecido mamário benigno após o tratamento. Pode surgir um problema semelhante após a quimioterapia.

6. Necrose da gordura: O teste triplo pode induzir em erro, uma vez que a necrose da gordura pode simular um carcinoma, tanto do ponto de vista clínico como imagiológico.

7. Células apócrinas atípicas: A diferenciação entre metaplasia apócrina e carcinoma apócrino pode ocasionalmente ser difícil.

8. Ginecomastia.

9. Tumor de Phyllodes.

10. Adenomioepitelioma.

11. Adenoma tubular.

12. Tumor de células granulares.

2.8 Diagnóstico falso negativo em citologia de punção capilar:

Os diagnósticos falsos negativos em citologia de PAAF são mais comuns do que os diagnósticos falsos positivos. Foram registados entre 3-24%[18,20] . Os diagnósticos falsos negativos resultam mais frequentemente de um erro de amostragem e, por vezes, de um erro de interpretação[18] . Algumas das situações e condições associadas a diagnósticos falsos negativos em citologia de PAAF incluem

1. Dificuldade em colher amostras de algumas lesões, por exemplo: pequenas lesões malignas bem diferenciadas e escleróticas, massas difíceis de apalpar e lesões próximas da parede torácica.

2. Cancro de grau I bem diferenciado, uma vez que a produção de células pode ser fraca ou apresentar apenas uma atipia celular ligeira.

3. Papiloma infartado.

4. Carcinoma lobular invasivo, pode produzir apenas algumas células.

5. O carcinoma ductal in situ de baixo grau, algum carcinoma tubular e o carcinoma cribriforme podem dar origem a aspirados enganadoramente "benignos".

6. Nos carcinomas inflamatórios, pode não ser palpável qualquer massa definida.

7. Necrose no centro de um carcinoma de alto grau.

8. Esclerose, que é uma causa potencial de um baixo rendimento celular.

9. Carcinomas papilares que requerem a excisão e o exame de toda a lesão e da cápsula.

10. Os tumores mucinosos são frequentemente bem diferenciados e o rendimento celular pode ser fraco.

A aplicação do teste triplo deverá reduzir a incidência de cancros não detectados quando há um resultado citológico falso negativo.

CAPÍTULO 3

3.0 PACIENTES, MATERIAIS E MÉTODO:

Este é um estudo prospetivo de um ano, de fevereiro de 2009 a janeiro de 2010. Foram recrutadas todas as pacientes consecutivas com lesões mamárias palpáveis que se apresentaram nas duas clínicas de cirurgia geral. Foi pedida a aprovação do Comité de Ética do Hospital Universitário Nnamdi Azikiwe antes do início do estudo. O estudo foi efectuado sem qualquer custo adicional para o doente. O procedimento foi devidamente explicado aos doentes, incluindo os benefícios e possíveis complicações, após o que foi obtido o seu consentimento informado por escrito. Os doentes que se recusaram a dar o seu consentimento foram excluídos do estudo, mas o seu tratamento global não foi afetado. Os doentes que realizaram citologia por PAAF foram seguidos até à obtenção do relatório histológico após biópsia aberta (excisional ou incisional) efectuada pelo autor, que continua a ser o "padrão de ouro". Após a realização da FNAC na clínica, o autor trabalhou os doentes e efectuou a biópsia aberta na sala de operações. As amostras de biopsia foram colocadas num recipiente com formalina e transportadas para o laboratório de histopatologia.

3.1 Seleção dos doentes:

Todas as doentes consecutivas com nódulos mamários palpáveis que se apresentavam nas clínicas de Cirurgia Geral foram selecionadas e totalmente avaliadas clinicamente pelo investigador (história e exame físico). Os resultados foram documentados no formulário utilizado para o estudo (ver apêndice B). Os relatórios de citologia e histologia foram documentados no proforma quando estavam prontos. O processo de agulhamento e a realização do esfregaço foram efectuados pelo investigador na clínica, enquanto a coloração e a leitura das lâminas foram efectuadas no laboratório pelo patologista.

3.2 Equipamento para FNAC (figura 1):

1. Agulha: Foi utilizada uma agulha 23G descartável normal (0,6 mm >< 30 mm).
2. Seringa: Foram utilizadas seringas hipodérmicas de plástico descartáveis de 1 ml.
3. Lâminas de microscópio: Lâminas de vidro limpas, pré-rotuladas com o número de série do doente.
4. Frascos Coplin (suportes de lâminas).
5. Desinfetante para a pele à base de algodão embebido em álcool metilado.
6. Algodão e gaze esterilizados num prato para rins.
7. Etanol a 95%.
8. Luvas cirúrgicas.
9. Lápis.

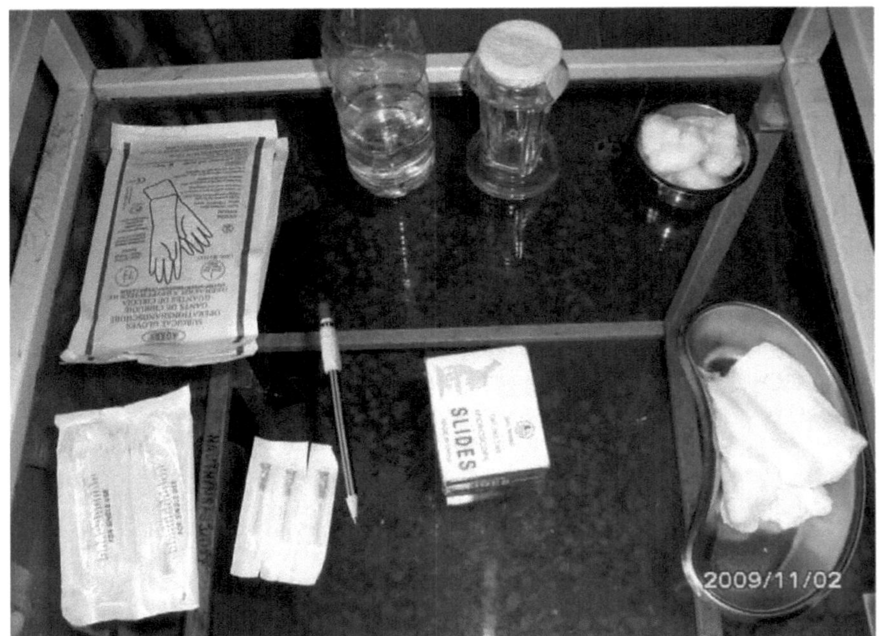

Figura 1: Equipamento para FNAC

3.3 Técnica de aspiração (figuras 2,3 e 4):

1. O doente está deitado em decúbito dorsal numa marquesa após a exposição da metade superior do corpo.

2. O aspirador, depois de lavar as mãos com água e sabão, calça um par de luvas cirúrgicas.

3. A pele da mama sobre o nódulo é desinfectada com uma compressa de álcool.

4. A mão dominante é utilizada para manusear a seringa com a agulha 23G colocada.

5. A outra mão é utilizada para estabilizar o tumor no interior da mama.

6. A agulha da seringa é então avançada para o interior do tumor. No interior do tumor, é gerada uma pressão negativa puxando o êmbolo e mantendo a pressão com os dedos.

7. A agulha é movida para dentro e para fora em diferentes direcções no tumor, mantendo a pressão negativa.

8. O movimento da agulha continua até que o material adequado apareça no centro da agulha.

9. A pressão negativa é libertada e a agulha é retirada da mama.

10. A seringa é separada da agulha, enchida com ar, novamente ligada à agulha e expressa o seu conteúdo no centro das lâminas de microscópio (húmidas e secas).

11. Faz-se um esfregaço espalhando o aspirado com outra lâmina limpa colocada a 45 graus e

passando-a sobre a lâmina.

12. A lâmina húmida é fixada colocando-a num frasco de Coplin com etanol a 95%, enquanto a lâmina seca é fixada por secagem ao ar (durante pelo menos 20 minutos).

13. Os dois grupos de lâminas são então transportados para o laboratório para coloração e relatório citológico.

14. Se o material aspirado for insuficiente, podem ser efectuadas novas passagens da agulha.

15. Se o nódulo for quístico, todo o quisto é completamente aspirado, etiquetado e enviado para o laboratório para centrifugação e processamento posterior.

16. As massas residuais após a aspiração de quistos são tratadas como outras massas sólidas.

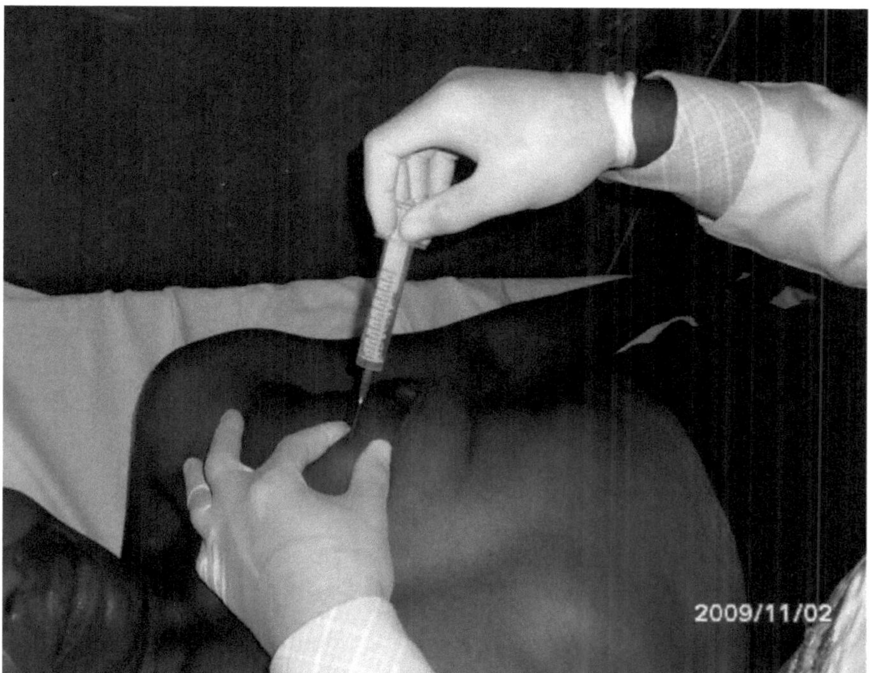

Figura 2: Aspiração com agulha fina em curso

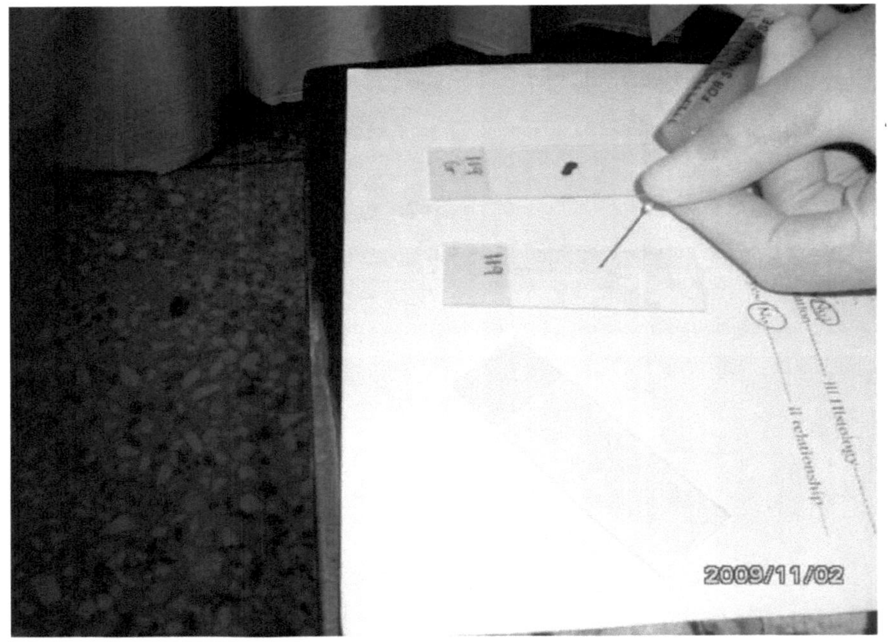

Figura 3: Aspirado de agulha expresso em lâminas

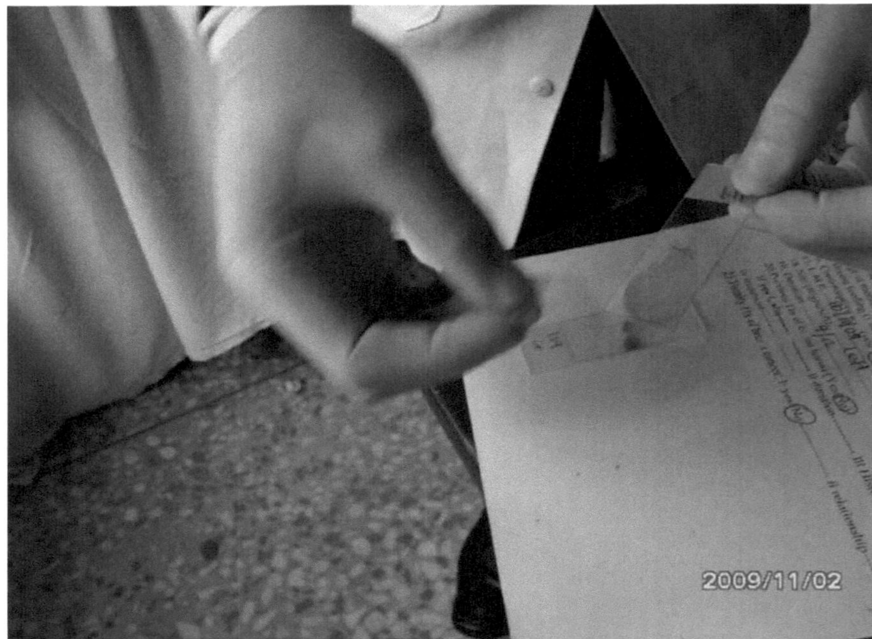

Figura 4: Fazer um esfregaço na lâmina

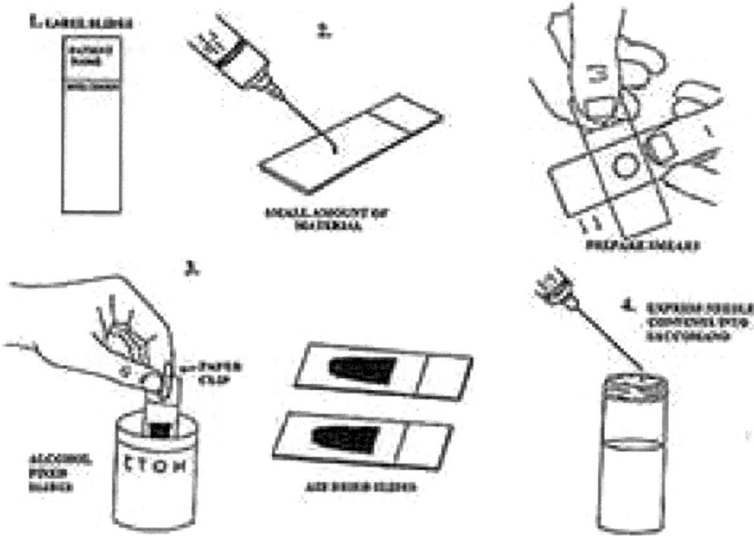

Figura 5: Resumo das etapas da FNAC (segundo Khemka et al[67]).

3.4 Coloração e relatório:

As lâminas húmidas foram coradas com a técnica de coloração de Papanicolaou, enquanto as lâminas secas foram coradas com a técnica de coloração de May-Grunwald-Giemsa. Apenas um patologista leu todos os esfregaços citológicos. Subsequentemente, os espécimes de biópsia cirúrgica aberta foram enviados aos patologistas para relatório histológico. Os resultados citológicos foram comunicados de acordo com o Programa Nacional de Rastreio Mamário dos Serviços de Saúde (NHSBSP) da Grã-Bretanha .[64]

3.5 Biópsia aberta da mama:

A biopsia aberta da mama é a remoção de tecido mamário de uma pessoa viva através de uma técnica cirúrgica aberta para exame histopatológico. Pode ser excisional, em que toda a área de interesse é removida, ou incisional, em que uma parte da área é removida. Este procedimento pode ser efectuado tanto para nódulos palpáveis como para nódulos não palpáveis. Para os nódulos não palpáveis, é necessária a localização por ultra-sons ou mamografia.

A técnica de biopsia aberta de um nódulo mamário palpável:

1. O doente deita-se em decúbito dorsal na mesa de operações.
2. Exposição do tórax e da parte superior do abdómen.
3. Esfregar pelo cirurgião e pelo assistente.
4. Colocação da bata esterilizada e das luvas cirúrgicas pelo cirurgião e pelo assistente.

5. Preparação da pele da zona operada com cetrimida em clorhexidina e, em seguida, com álcool ou iodo.

6. Cobertura da área de operação com toalhas esterilizadas.

7. Infiltração local do local da operação com lidocaína para anestesiar a área.

8. É efectuada uma incisão peri-areolar na mama sobre o nódulo.

9. A ferida é desenvolvida até à cavidade do tumor com uma tesoura.

10. No caso de um nódulo pequeno que possa ser removido sem distorção da mama, é removido todo o nódulo (biopsia excisional).

11. No caso de um nódulo grande que não possa ser removido sem distorcer a mama, é removida uma parte do nódulo (biópsia por incisão).

12. Após a remoção do nódulo, a hemostase é assegurada através da ligação dos pontos de hemorragia.

13. A cavidade do tumor é fechada com suturas absorvíveis.

14. A pele é fechada através de uma técnica de sutura sub-cuticular.

15. A ferida fechada é coberta com um penso esterilizado.

16. A amostra é colocada num recipiente com formalina e transportada para o laboratório de histopatologia para ser examinada.

3.5 Considerações éticas:

O estudo foi efectuado sem qualquer custo adicional para o doente. Não foi dado qualquer tipo de pagamento aos doentes para participarem na investigação. O procedimento foi devidamente explicado aos doentes, incluindo os benefícios e possíveis complicações, na língua que compreendiam, após o que foi obtido um consentimento escrito (ver Anexo E). Aqueles que se recusaram a dar o seu consentimento foram excluídos do estudo, mas o seu tratamento global não foi afetado.

3.6 Tamanho da amostra:

Esperava-se que a dimensão da amostra para este estudo fosse de cerca de cento e sete (107) pacientes. Este valor foi calculado com base na prevalência de 12% de doenças da mama obtida em estudos anteriores efectuados na área de estudo. E o tamanho estimado da população de 312 novas doenças da mama ao longo de um ano, assumindo três novos pacientes com lesões da mama para cada clínica e seis pacientes para as duas unidades de cirurgia geral por semana ao longo de 52 semanas.

A dimensão da amostra foi então calculada utilizando a fórmula:

nf= n /1+n/N

em que, nf = a dimensão da amostra pretendida quando a população é inferior a 10 000.

n = a dimensão da amostra pretendida quando a população é superior a 10 000.

N = a estimativa do tamanho da população.

n pode ser calculado utilizando a fórmula: $n= Z Pq/d^{22}$

em que, Z = o desvio normal padrão, geralmente fixado em 1,96 (que corresponde a um nível de confiança de 95%).

P = prevalência

q = 1,0-P

d = grau de exatidão pretendido, normalmente fixado em 0,05.

Por conseguinte, $n = (1,96)^2\ (0,12)(0,88)/(0,05)^2$

n = 162 (aprox.)

Então, nf= n/1+n/N

Em que, n = 162

N = 312

Por conseguinte, nf = 162/1+162/312

nf = 107(aprox.).

3.7 Método estatístico:

Os dados foram introduzidos numa base de dados e as análises estatísticas foram efectuadas utilizando o Statistical Package for Social Sciences (SPSS) versão 17.0. O SPSS é um software estatístico de análise de dados desenvolvido para as Ciências Sociais.

Os resultados foram apresentados em tabelas e, quando apropriado, em gráficos de barras ou de tartes. Quando apropriado, foi utilizado o teste do qui-quadrado para testar o nível de significância das variáveis. O intervalo de confiança foi calculado ao nível de 95% e a significância ao nível de 5% de probabilidade ($P<0,05$).

CAPÍTULO 4

4.0 RESULTADOS:

Um total de 180 pacientes foram incluídos no estudo. Todos foram submetidos a uma avaliação clínica, bem como a uma citologia FNA. Apenas 113 doentes foram submetidos a biópsia aberta com relatório histológico, como se mostra a seguir:

Avaliação clínica-- 180

Citologia FNA--- 180

Biópsia aberta --- 113

Sessenta e sete doentes não realizaram a biopsia cirúrgica aberta devido a uma razão ou outra. Os resultados acima referidos indicam uma taxa de biópsia de cerca de 63% e uma taxa de incumprimento de cerca de 37%. Das 67 doentes que não compareceram, os motivos foram os seguintes: cinco doentes tinham quistos benignos curados por FNAC; seis doentes tinham abcessos mamários curados por incisão e drenagem com terapêutica antibiótica; 20 doentes não puderam financiar a sua biopsia cirúrgica aberta; e 36 doentes perderam-se devido ao longo tempo de espera na sala de operações. Só foram avaliadas as doentes que efectuaram biópsia aberta com relatórios histológicos. Das 113 doentes com relatório histológico, duas apresentavam tecidos mamários normais e uma outra apresentava uma amostra inadequada. Nos dois casos de histologia normal, um era C4 e o outro Cl na PAAF, enquanto o caso com amostra inadequada na histologia era C5 na PAAF. Os três casos foram ainda excluídos, restando apenas 110 doentes que foram utilizados para testar a validade e no aspeto comparativo do estudo. Dos 110 pacientes, a avaliação clínica mostrou que 57 (52%) pacientes tinham doença benigna e 53 (48%) pacientes tinham doença maligna. No entanto, a citologia por PAAF revelou que 46 (42%) eram benignas e 38 (35%) eram malignas, enquanto 26 (23%) não puderam ser definitivamente classificadas como doença benigna ou maligna da mama. O exame histopatológico confirmou que 58 (53%) pacientes tinham doença benigna e 52 (47%) tinham doença maligna (Tabela 1).

Tabela 1: Apresenta os resultados de três modalidades de diagnóstico.

	Benigno	Maligno	Não classificado	Total
Exame clínico	57(52%)	53(48%)	0	110
FNAC	46(42%)	38(35%)	26(23%)	110
Biópsia aberta	58(53%)	52(47%)	0	110

4.1 Caraterísticas da população do estudo:

Idade: A idade dos doentes estudados variou entre 16-73 anos (média=36,9 +/- DP 14,5). Nove doentes tinham entre 10-19 anos, todos com doença benigna. 35 doentes tinham entre 20-29 anos; 31 deles tinham doença benigna e 4 tinham doença maligna. Dezoito pacientes tinham entre 30-39 anos; 5 deles tinham lesão benigna e 13 tinham lesão maligna. Vinte pacientes tinham entre 40 e 49 anos; sete deles eram benignos e 13 tinham doença maligna. Havia 19 doentes com idades compreendidas entre os 50 e os 59 anos; seis deles eram benignos e 13 tinham doença maligna. Sete doentes tinham idades compreendidas entre os 60 e os 69 anos e todos apresentavam doença maligna. Dois casos foram observados entre os 70-79 anos e todos eram malignos. A faixa etária máxima para as doenças benignas foi de 20-29 anos e a máxima para as doenças malignas foi de 40-49 anos (Figura 6). A idade média para as doenças malignas foi de 46,1 +/- DP 12,2, enquanto a das doenças benignas foi de 28,7 +/- DP 11,2. A idade média para o fibroadenoma isolado foi de 22,0 +/- DP 3,7, enquanto a da doença fibrocística foi de 31,9 +/- DP 9,9.

Figura 6: Distribuição por faixa etária

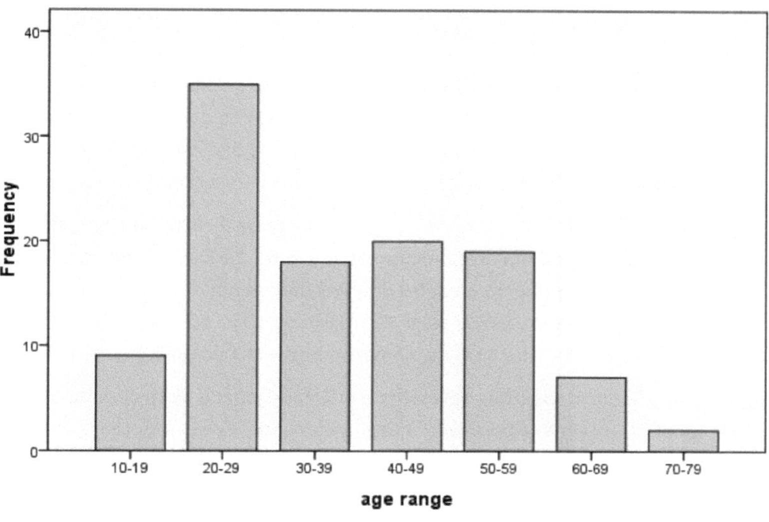

Sexo: Dos 110 doentes estudados, 109 eram do sexo feminino e apenas um era do sexo masculino. Um total de 52 doentes tinha doença maligna, 51 dos quais eram do sexo feminino e um do sexo masculino, o que dá um rácio de 1:51 entre homens e mulheres. Os restantes 58 doentes tinham doença benigna e eram todos do sexo feminino.

Paridade: A paridade no estudo variou de zero a dez. Sessenta das doentes eram nulíparas, das quais 47 tinham doença benigna e 13 doença maligna. Das *T1* doentes com paridade entre cinco e 10, 22 tinham doença maligna e apenas cinco tinham doença benigna. Das 51 doentes com cancro confirmado, 31 tinham paridade igual ou superior a três anos. A distribuição das doenças benignas e malignas entre as várias paridades no estudo é apresentada na tabela 2.

Tabela 2: Paridade / Tipo de histologia.

	Tipo de histologia		
	Benigno	Maligno	Total
Paridade 0	47	13	60
1	2	3	5
2	1	4	5

3	1	5	6
4	2	4	6
5	2	6	8
6	1	7	8
7	2	3	5
8	0	2	2
9	0	1	1
10	0	3	3
Total	58	51	109

Lado do nódulo: Quarenta e nove (44,5%) dos doentes tinham um nódulo na mama direita; 22 deles eram benignos e 27 eram malignos. Cinquenta e seis (50,9%) das doentes tinham um nódulo na mama esquerda; 32 eram benignos e 24 malignos. Cinco (4,5%) das pacientes apresentavam nódulos bilateralmente; quatro delas tinham doença benigna e uma tinha doença maligna.

Tamanho do nódulo: Seis doentes tinham nódulos com menos de 2 cm no seu diâmetro mais largo; todos eram benignos. Cinquenta doentes tinham nódulos entre 2 e 5 cm; 39 deles eram benignos e 11 tinham doença maligna. Cinquenta e quatro doentes tinham nódulos com mais de 5 cm no seu maior diâmetro; 13 deles eram benignos e 41 malignos. Dos 52 casos de malignidade, 41 apresentavam nódulos com mais de 5 cm de diâmetro, evidenciando estágio avançado da doença.

Estado nodal: Trinta e cinco pacientes apresentavam linfadenopatia axilar ipsilateral palpável; 30 delas tinham doença maligna confirmada histologicamente, enquanto cinco tinham doença benigna. Das cinco doentes com doença benigna, três tinham mastite, uma tinha doença fibrocística e a outra fibroadenoma. Setenta e cinco doentes não apresentavam qualquer nódulo axilar palpável.

Consistência do nódulo: Dos 17 esfregaços insatisfatórios na PAAF, 11 eram de consistência firme, enquanto cinco eram duros e um era de consistência mole. Dos 46 esfregaços benignos, 40 eram de consistência firme, cinco de consistência dura e um de consistência mole. Dos 38 esfregaços malignos, quatro eram firmes; 33 eram duros e um de consistência cística (Tabela 3).

Tabela 3: Relatório citológico/ Consistência do nódulo.

		Consistency of lump				
		firm	hard	cystic	soft	Total
Cytology report	unsatisfactory	11	5	0	1	17
	benign	40	5	0	1	46
	probably benign	4	1	0	0	5
	probably malignant	1	3	0	0	4
	malignant	4	33	1	0	38
Total		60	47	1	2	110

Quadrantes da mama: Quarenta e um (37,3%) dos pacientes tinham nódulos localizados no quadrante superior externo (QSU); 23 deles benignos e 18 malignos. Dezanove (17,3%) das doentes apresentavam nódulos no quadrante superior interno (QSI), 14 dos quais benignos e cinco malignos. Nove (8,2%) dos pacientes apresentavam nódulos no quadrante inferior externo (QID), sendo oito benignos e um maligno. Outros nove (8,2%) pacientes apresentavam nódulos no quadrante inferior interno (LIQ); seis benignos e três malignos. Dezasseis (14,5%) das doentes apresentavam nódulos que ocupavam toda a mama, um benigno e 15 malignos. Outras dezasseis (14,5%) doentes apresentavam nódulos que envolviam múltiplos quadrantes, seis benignos e dez malignos. Do total de 52 pacientes com diagnóstico histológico de malignidade, 18 (34,6%) localizavam-se no QOU, cinco (9,6%) no QIU, um (1,9%) no QOL, três (5,8%) no QIE, 15 (28,8%) acometiam toda a mama e dez (19,2%) acometiam múltiplos sítios (Figura 7).

Figura 7: Gráfico de pizza mostrando nódulos em áreas da mama.

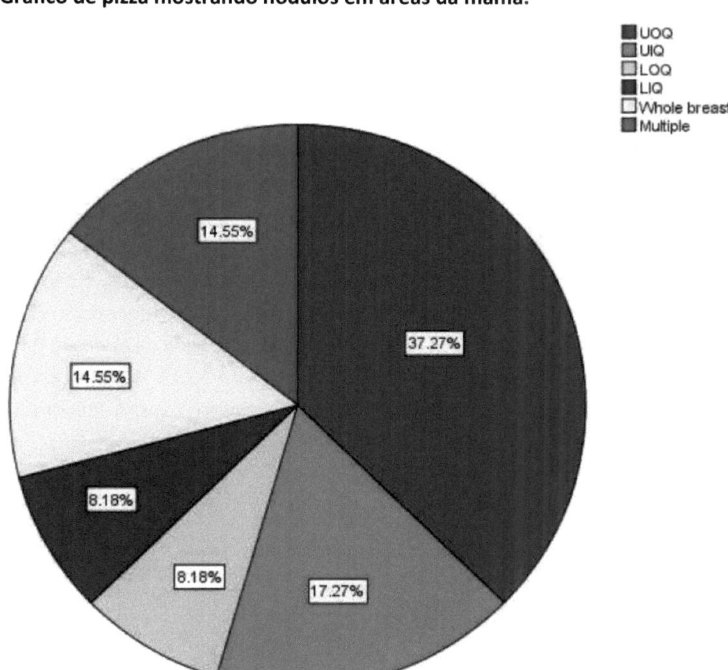

4.2 Diagnóstico clínico:

Clinicamente, 53 doentes foram diagnosticados como tendo doença maligna, mas a histopatologia confirmou que 47 deles eram malignos e seis eram benignos. Por outro lado, 57 doentes foram clinicamente diagnosticados como benignos, mas a histopatologia confirmou que 52 deles eram benignos e cinco eram efetivamente malignos.

O diagnóstico clínico neste estudo alcançou, portanto, as seguintes validades (Tabela 4):

Tabela 4: Validade diagnóstica do exame clínico.

Validade do diagnóstico	Valor em percentagem
Sensibilidade	90.4
Especificidade	89.7
Taxa de falsos positivos	11.3
Taxa de falsos negativos	8.8
Valor preditivo positivo	88.7
Valor preditivo negativo	91.2
Exatidão global do diagnóstico	90.0

4.3 Relatório histopatológico:

De um total de 180 doentes incluídas no estudo, apenas 113 doentes fizeram uma biopsia aberta com relatório histológico. Das 113 doentes com relatório histológico, duas apresentavam tecidos mamários normais e uma outra apresentava uma amostra inadequada. Estas três foram excluídas, restando apenas 110 doentes. A histologia mostra que as doenças malignas constituem 47,3% e as doenças benignas 52,7% das 110 doentes. De todos os resultados malignos, o carcinoma ductal invasivo foi o diagnóstico mais frequente, constituindo 41,8% do total de doentes e 88,5% de todos os cancros no estudo. Além disso, das 58 pacientes com doença benigna da mama, o fibroadenoma foi o mais frequente, constituindo 29,1% do total de pacientes e 55,2% de todos os diagnósticos benignos. A doença fibrocística foi a segunda doença benigna mais frequente no estudo, constituindo 14,5% do total de doentes e 27,6% de todas as doenças benignas. As doenças inflamatórias da mama constituem 5,5% do total de doentes e 10,3% de todas as doenças benignas (Tabela 5).

Tabela 5: Distribuição da frequência dos relatórios histológicos.

	Frequência	Percentagem
fibroadenoma	32	29.1
Ca ductal invasivo	46	41.8
mastite	6	5.5
alteração fibrocística	16	14.6
adenose	2	1.8
doença de paget	1	.9
adenoma	1	.9
cisto epidermoide	1	.9
ca metaplásico	5	4.5

Total	110	100.0

4.4 Resultados da FNAC:

Trinta e oito (34,6%) esfregaços eram inequivocamente malignos (C5), enquanto 46 (41,8%) eram benignos (C2), ou seja, negativos para células malignas. Cinco (4,5%) esfregaços eram provavelmente benignos (C3), enquanto quatro (3,6%) esfregaços eram suspeitos de malignidade (C4). Dezassete (15,5%) esfregaços eram insatisfatórios/inadequados (Cl), o que dá uma taxa de insatisfação de 15,5% (Figura 8)

Dos 38 casos positivos para malignidade na citologia, 36 eram verdadeiros positivos e dois eram falsos positivos. Dos 46 casos que eram benignos na citologia, 42 eram verdadeiros negativos e quatro eram falsos negativos. Dos 17 casos insatisfatórios na citologia, nove eram benignos na histologia e oito eram malignos. Três dos cinco casos que eram provavelmente benignos na citologia foram confirmados como benignos na histologia, enquanto dois foram confirmados como malignos. Dos quatro casos suspeitos de malignidade na citologia, dois eram benignos na histologia, enquanto dois foram confirmados como malignos (quadro 6).

Tabela 6: Relatório citológico/tipo de histologia.

		Tipo de histologia		
		Benigno	Maligno	Total
Relatório citológico	insatisfatório	9	8	17
	benigno	42	4	46
	provavelmente benigno	3	2	5
	provavelmente maligno	2	2	4
	maligno	2	36	38
Total		58	52	110

Figura 8: Gráfico de barras que mostra a distribuição das categorias do relatório citológico.

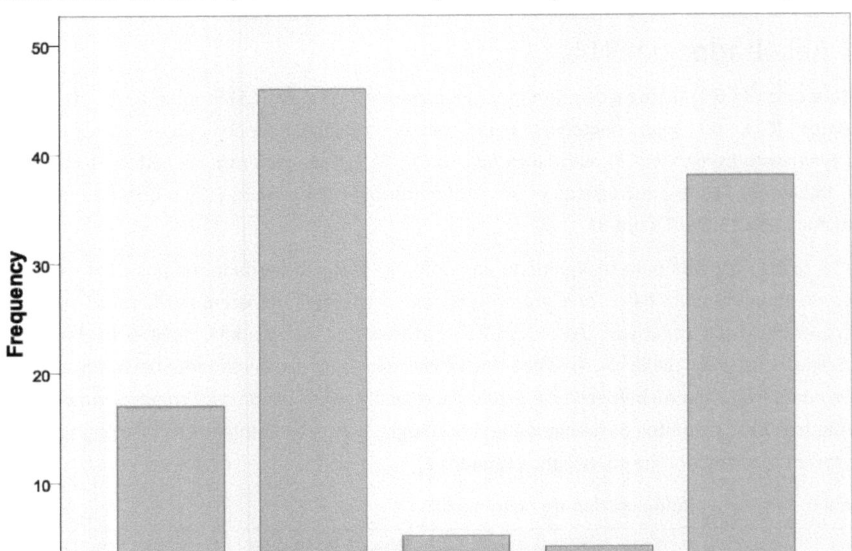

<u>Subclassificação dos resultados da PAAF</u>: Apenas 86 dos 110 esfregaços puderam ser subclassificados em diferentes condições de doença da mama na citologia. Vinte e quatro esfregaços não puderam ser subclassificados. Dos 86 esfregaços subclassificados, 32 eram fibroadenomas e 32 eram carcinomas ductais invasivos. As restantes subclasses são apresentadas a seguir (Tabela 7).

Dos 32 diagnósticos de fibroadenoma na PAAF, a histologia confirmou que 25 eram fibroadenoma, cinco eram doença fibrocística e um era carcinoma ductal invasivo e uma mastite. Além disso, de outros 32 diagnósticos de carcinoma ductal invasivo por PAAF, a histologia confirmou que 28 eram carcinoma ductal invasivo e os restantes quatro eram carcinoma metaplásico.

Tabela 7: Subclassificação dos resultados citológicos.

	Frequência	Percentagem
fibroadenoma	32	29.1
ca lobular invasivo	1	.9
ca ductal invasivo	32	29.1
mastite	2	1.8
alteração fibrocística	8	7.3
necrose da gordura	3	2.7

lesão proliferativa benigna	2	1.8
lesão cística benigna	2	1.8
ca metaplásico	3	2.7
ca papilar	1	.9
Não classificado	24	21.8
Total	110	100.0

<u>Comparação do tamanho do nódulo com o resultado da FNAC</u>: Dezassete esfregaços eram insatisfatórios na citologia; quatro deles tinham menos de 2 cm no seu diâmetro mais largo, seis tinham entre 2-5 cm e sete tinham mais de 5 cm de diâmetro. Além disso, um total de seis esfregaços mediam menos de 2 cm de diâmetro; quatro eram insatisfatórios na citologia e dois eram benignos (Tabela 8).

Tabela 8: Relatório citológico /Faixa de tamanho.

		Gama de tamanhos			Total
		<2cm	2-5cm	>5cm	
Relatório citológico	insatisfatório	4	6	7	17
	benigno	2	33	11	46
	provavelmente benigno	0	3	2	5
	provavelmente maligno	0	1	3	4
	maligno	0	7	31	38
Total		6	50	54	110

<u>Validade diagnóstica da PAAF</u>:

1. Validade global do diagnóstico, incluindo esfregaços insatisfatórios e suspeitos. Assumindo que os esfregaços insatisfatórios são negativos e que os esfregaços suspeitos são positivos:

Tabela9: FNAC/Histologia.

	Histologia		
FNAC	Maligno	Benigno	Total
Maligno	40	7	47
Benigno	12	51	63
Total	52	58	110

Tabela 10: Validade diagnóstica da PAAF com esfregaço insatisfatório e suspeito.

Validade do diagnóstico	Valor em percentagem
Sensibilidade	76.9
Especificidade	87.9
Taxa de falsos positivos	14.9
Taxa de falsos negativos	19.0
Valor preditivo positivo	85.1
Valor preditivo negativo	81.0
Exatidão global do diagnóstico	82.7

2. Validade diagnóstica da PAAF quando os esfregaços insatisfatórios foram excluídos e os esfregaços suspeitos assumidos como positivos:

Tabela 11: FNAC/Histologia excluindo esfregaços insatisfatórios.

	Histologia		
FNAC	Maligno	Benigno	Total
Maligno	40	7	47
Benigno	4	42	46
Total	44	49	93

Tabela 12: Validade diagnóstica da PAAF excluindo esfregaços insatisfatórios.

Validade do diagnóstico	Valor em percentagem
Sensibilidade	90.9
Especificidade	85.7
Taxa de falsos positivos	14.9
Taxa de falsos negativos	8.7
Valor preditivo positivo	85.1
Valor preditivo negativo	91.3
Exatidão global do diagnóstico	79.6

3. Validade diagnóstica da PAAF quando são excluídos os esfregaços insatisfatórios e suspeitos:

Tabela 13: FNAC/Histologia com esfregaços insatisfatórios e suspeitos excluídos.

	Histologia		
FNAC	Maligno	Benigno	Total
Maligno	36	2	38
Benigno	4	42	46
Total	40	44	84

Tabela 14: Validade diagnóstica da PAAF, excluindo esfregaços insatisfatórios e suspeitos.

Validade do diagnóstico	Valor em percentagem
Sensibilidade	90.0
Especificidade	95.5
Taxa de falsos positivos	5.3
Taxa de falsos negativos	8.7
Valor preditivo positivo	94.7
Valor preditivo negativo	91.3
Exatidão global do diagnóstico	92.9

Tabela 15: Comparação das validades do diagnóstico clínico e da PAAF:

Teste de validade	FNAC %	Diagnóstico clínico %	Valor P
Sensibilidade	90.0	90.4	p>0.05
Especificidade	95.5	89.7	P<0.05
Taxa de falsos positivos	5.3	11.3	P<0.05
Taxa de falsos negativos	8.7	8.8	p>0.05
Valor preditivo positivo	94.7	88.7	P<0.05
Valor preditivo negativo	91.3	91.2	p>0.05
Exatidão global do diagnóstico	92.9	90.0	p>0.05

Tabela 16: Comparação das validades de diagnóstico do estudo atual com outros estudos semelhantes:

	Estudo atual	Udoe Yop[21]	Gukas[22]	Pancha Lingam[23]	Ewaen[24]	Ukah[25]	NHSBSP[18]
Sensibilidade %	90.0	90.0	80.8	82.2	84.6	93.1	>80
Especificidade %	95.5	98.4	95.3	97.5	75.0	94.4	>60
FPR %	5.3	2.7	7.3	2.6	0	0.6	<1
FNR %	8.7	6.2	12.6	17.0	2.6	1.7	<5
VPP %	94.7	97.3	92.6	97.4	-	99.3	>95
VPL %	91.3	93.8	87.3	82.9			
APD %	92.9	95.0	89.2	89.4			
Não satisfatório Taxa %	15.5	9.8	12.7	18.1	19.4	2.7	<25

Chave:

FPR = Taxa de falsos positivos

FNR = Taxa de falsos negativos

VPP = Valor preditivo positivo

NPV = Valor preditivo negativo

ODA = Exatidão global do diagnóstico

NHSBSP = Programa de rastreio mamário dos serviços nacionais de saúde da Grã-Bretanha

Complicações da FNAC:

Noventa e sete (88,2%) dos 110 doentes submetidos a PAAF não registaram qualquer complicação. Sete (6,4%) dos doentes tiveram dor ligeira, cinco dos quais com doença benigna e dois com doença maligna. Seis (5,5%) tiveram uma hemorragia ligeira que foi estancada com a aplicação de pressão com gaze esterilizada durante cinco minutos. Dos seis doentes com hemorragia, cinco tinham doença maligna e um doente tinha doença benigna.

4.5 Intervalo de tempo:

Foram necessários, em média, 2 dias +/- DP 1 dia para obter os resultados da PAAF e, por outro lado, foram necessários, em média, 28 dias +/- DP 7 dias para obter o diagnóstico histopatológico. A diferença no intervalo de tempo para a obtenção dos resultados da PAAF e do histopatológico é estatisticamente significativa ($P<0,05$).

4.6 Custo da FNAC:

O custo da realização de FNAC no NAUTH durante o período do estudo foi de aproximadamente 100,00 libras esterlinas por cada doente. Isto incluiu o custo de consumíveis como: pacotes de injeção esterilizados, luvas cirúrgicas, seringas, agulhas e lâminas foscas. O custo da citologia propriamente dita foi de #1.600,00, perfazendo um total de #1.700,00 para o procedimento e a citologia. Por outro lado, o custo da realização de uma biópsia cirúrgica aberta no mesmo hospital foi de aproximadamente 12.000,00 € por doente. Este valor inclui a taxa de teatro, medicamentos anestésicos e outros consumíveis. O custo da histopatologia propriamente dita foi de 1.600,00 €, elevando o custo total para 13.600,00 € por doente. O custo total da FNAC e da histopatologia, bem como a poupança de custos entre a FNAC e a histopatologia para os 110 doentes, é apresentado abaixo:

Biópsia cirúrgica aberta #13,600.00 >< 110 = #1,496,000.00

FNAC #1,700.00 >< 110 = #187,000.00

Diferença (poupança de custos) = #1,309,000.00

CAPÍTULO 5

5.0 DEBATE:

A idade dos doentes estudados variava entre os 16 e os 73 anos. Este valor é comparável à faixa etária registada em estudos semelhantes[23-27] . Existe uma diferença óbvia na faixa etária de pico para as doenças benignas e malignas da mama neste estudo. A faixa etária de pico para as doenças benignas da mama neste estudo é de 20-29 anos, enquanto o pico para os casos malignos é de 40-49 anos. Esta diferença de vinte anos na idade de pico das doenças benignas e malignas da mama é semelhante ao que foi registado por Anyikam et al em Enugu[51] . A idade média para a doença maligna neste estudo foi de 46,1 +/- 12,2. Isto significa que a apresentação ocorreu na década de 5th , o que é semelhante ao trabalho realizado por Anyanwu[6] , ao contrário do trabalho de Mayun et al[53] em que o cancro da mama foi mais frequente na década de 4th , seguido da década de 5th . A apresentação do cancro nas mulheres negras é uma década mais cedo do que nas caucasianas, onde o pico de incidência se verifica nas décadas de 5th e 6 th[8-13] . A idade média do fibroadenoma foi de 22,0 +/- DP 3,7, enquanto a da doença fibrocística foi de 31,9 +/- DP 9,9. Este facto está correlacionado com os resultados de outros estudos .[11,48,51-54]

As doenças da mama afectam predominantemente as mulheres e são relativamente raras nos homens. Neste estudo, existe apenas um doente do sexo masculino num total de 110 doentes, o que dá um rácio global de homens para mulheres de 1:109. Este doente do sexo masculino tinha cancro ductal invasivo confirmado, o que dá um rácio de homens para mulheres de 1:51 para o cancro da mama. Este rácio não corresponde a menos de 1% do cancro da mama, conforme documentado pela American Cancer Society[66] . No entanto, como este estudo não é um estudo de base populacional, a comparação pode ser inadequada. O resultado confirma, contudo, a raridade do cancro da mama no sexo masculino.

Das 51 doentes com cancro confirmado, 31 tinham paridade igual ou superior a três anos e apenas 13 eram nulíparas. Além disso, das 60 doentes que eram nulíparas, 47 tinham doença benigna e 13 tinham doença maligna da mama. Os resultados do presente estudo sugerem que não existe associação entre paridade e cancro da mama. Isto está em conformidade com o estudo realizado por Ihekwaba[42] em Ibadan, onde não encontrou qualquer relação entre a paridade e o cancro da mama. Além disso, num estudo realizado por Newman[14] em mulheres afro-americanas, verificou-se que a multiparidade está associada a um risco acrescido de cancro da mama abaixo dos 45 anos de idade e a um risco reduzido de cancro da mama acima dos 45 anos de idade. Estes resultados não estão de acordo com o aumento do risco de cancro da mama associado à nuliparidade observado em alguma literatura .[69,70]

Das 110 pacientes deste estudo, 49 pacientes tinham um nódulo na mama direita e 56 pacientes tinham um nódulo na mama esquerda. Cinco doentes tinham nódulos em ambas as mamas. No entanto, apesar do facto de haver geralmente mais nódulos localizados na mama esquerda, há mais doenças malignas na mama direita. O número de doenças malignas no lado direito foi de 27 e de 24 no lado esquerdo, mas esta diferença não é estatisticamente significativa. Este resultado mostra que ambas as mamas podem ser igualmente afectadas e está de acordo com o estudo realizado por

Anyanwu .[5]

No presente estudo, das 52 doentes com doença maligna confirmada histopatologicamente, 41 tinham nódulos com mais de 5 cm no seu diâmetro mais largo, o que revela uma apresentação em fase avançada da doença. A razão para esta apresentação tardia pode dever-se ao facto de os cancros da mama, para além da presença de nódulos, serem geralmente assintomáticos nas fases iniciais. Outras razões podem ser devidas à ignorância ou à falta de sensibilização para o programa de rastreio do cancro da mama, como o auto-exame da mama, o exame clínico da mama e o exame de rotina: Auto-exame da mama, exame clínico da mama e mamografia[71-76] . Foi demonstrado que estes programas de rastreio do cancro da mama aumentam a probabilidade de contrair o cancro da mama numa fase precoce.

O estudo mostrou que, dos 52 doentes com doença maligna, 30 apresentavam linfadenopatia axilar ipsilateral positiva. Este facto não é surpreendente, devido à apresentação tardia dos doentes já observada no estudo. De salientar os cinco doentes com doença benigna que apresentavam linfadenopatia axilar positiva. Destas cinco doentes, três tinham doença inflamatória da mama, uma tinha fibroadenoma e a outra doença fibrocística. Esta linfadenopatia axilar positiva em doenças benignas pode dar origem a diagnósticos falsos positivos de cancro da mama quando se utiliza apenas a avaliação clínica. Este facto reforça ainda mais a necessidade de utilizar o "teste triplo" no diagnóstico de lesões mamárias .[22,33-36]

No presente estudo, dos 17 esfregaços insatisfatórios da PAAF, 11 eram de consistência firme, enquanto cinco eram duros e um era de consistência mole. Isto mostra que as massas mais firmes produzem esfregaços insatisfatórios, provavelmente porque são escleróticas e, por conseguinte, hipocelulares. Isto corrobora o facto de os fibroadenomas escleróticos apresentarem uma elevada taxa de insatisfação na PAAF .[18]

De um total de 52 doentes com diagnóstico histológico de malignidade, 18 (34,6%) localizavam-se no quadrante superior externo (UOQ), cinco (9,6%) no quadrante superior interno (UIQ), uma (1,9%) no quadrante inferior externo (LOQ), três (5,8%) no quadrante inferior interno (LIQ), 15 (28,8%) envolviam toda a mama e dez (19,2%) envolviam múltiplos locais. Isto mostra que o quadrante externo superior é o local mais frequentemente envolvido no cancro da mama e está de acordo com o que foi encontrado por Adesunkanmi et al[13] . Outra descoberta importante foi que, das 16 doentes com nódulos que envolviam toda a mama, 15 tinham doença maligna, enquanto apenas uma doente tinha um diagnóstico benigno. Isto sugere que, quando o nódulo ocupa toda a mama, o diagnóstico é provavelmente maligno. Esta conclusão é semelhante à de Gukas[24] num trabalho realizado no Jos University Teaching Hospital.

A avaliação clínica continua a ser uma ferramenta importante para o diagnóstico de lesões mamárias. Não é invasiva, é bem tolerada e tem uma elevada taxa de aceitação pelas doentes. Este facto é corroborado pelo facto de todas as 180 doentes do estudo terem sido submetidas voluntariamente a uma avaliação clínica sem qualquer queixa ou angústia. Neste estudo, o diagnóstico clínico alcançou uma sensibilidade e especificidade muito elevadas de 90,4% e 89,7%, respetivamente. Este resultado está de acordo com os valores citados em estudos efectuados por Udoeyop[23] , Gukas[24] e Panchalingam[25] . Apesar da elevada sensibilidade e especificidade registadas neste estudo, a avaliação clínica também registou elevadas taxas de falsos positivos e falsos negativos, que foram de 11,3% e 8,8%, respetivamente. Estes valores são comparáveis aos registados em estudos semelhantes[23-25] . Isto é particularmente preocupante porque mostra que o diagnóstico clínico, por si só, tem uma elevada probabilidade de fazer falsos diagnósticos de cancro, resultando em mastectomias desnecessárias com implicações médico-legais associadas. Além disso, devido à elevada taxa de falsos negativos, muitas neoplasias malignas podem passar despercebidas até estarem provavelmente muito avançadas, altura em que o resultado do tratamento é muito desencorajador.

A conclusão acima mostra que o diagnóstico clínico, por si só, não é fiável para fazer um diagnóstico exato, sublinhando assim a necessidade de um diagnóstico tecidular como ferramenta de confirmação. O diagnóstico clínico tem um grau significativo de subjetividade e depende muito da experiência do clínico. A confusão dos sinais clínicos pode resultar de uma apresentação tardia, ulceração, infeção sobreposta e presença de gânglios linfáticos palpáveis, especialmente em condições inflamatórias. Este facto apoia ainda mais os pontos de vista dos defensores da utilização do "teste triplo", que consiste no exame clínico, no exame radiológico e na citopatologia para fazer o diagnóstico das lesões mamárias .[17-20]

A biopsia aberta e o relatório histopatológico continuam a ser o "padrão de ouro" para o diagnóstico de lesões mamárias. Neste estudo, foram incluídas no estudo um total de 180 doentes, mas apenas 113 doentes foram submetidas a uma biopsia aberta com relatórios histológicos, o que corresponde a uma taxa de biopsia de cerca de 63% e a uma taxa de incumprimento de cerca de 37%. A taxa de biopsia foi baixa e a taxa de incumprimento elevada. As razões para os resultados acima referidos neste estudo incluem: as doentes com quistos benignos foram curadas por FNAC e não necessitam de tratamento adicional, algumas doentes com lesões inflamatórias e abcessos mamários tiveram bons resultados com incisão e drenagem com terapêutica antibiótica, algumas outras doentes não compareceram porque não conseguiram financiar o custo da biópsia aberta, enquanto outras não compareceram porque não conseguiram lidar com a longa lista de espera no hospital universitário e provavelmente foram para outro local para receber tratamento.

A histologia mostra que a malignidade constitui 47,3% e as doenças benignas 52,7% dos 110 doentes analisados neste estudo. Este rácio de doenças benignas e malignas é bastante baixo em comparação com o obtido noutros estudos[11,49,51,54] . No entanto, continua a haver uma predominância de doenças benignas em relação às malignas, o que está de acordo com os conhecimentos existentes. O fibroadenoma continua a ser a lesão benigna mais comum da mama neste estudo, seguido da doença fibrocística. Constitui 29,1% do total de doentes e 55,2% de todos os diagnósticos benignos, enquanto a doença fibrocística constitui 14,6% do total de doentes e 27,6% de todas as doenças benignas. Este achado está de acordo com o que foi encontrado noutros estudos, mostrando que as mulheres negras têm predominância de fibroadenoma sobre a doença fibrocística, em contraste com o achado em caucasianos onde a doença fibrocística predomina sobre o fibroadenoma[49,51-55] . Dentre as doenças malignas, o carcinoma ductal invasivo foi o diagnóstico mais predominante. Constituiu 41,8% do total de doentes e 88,5% de todos os cancros no estudo. Este facto também está de acordo com os resultados de outros estudos que demonstraram que o carcinoma ductal invasivo é a doença maligna mais comum da mama .[6,49,51,53,55]

Todos os 180 doentes deste estudo foram submetidos a uma PAAF. Isto dá uma taxa de aceitação de 100% para a FNAC. Isto mostra que a PAAF foi muito bem aceite pelos doentes e que, num determinado período, é possível efetuar mais citologia aspirativa por agulha fina do que uma biopsia cirúrgica aberta. Neste estudo, de todos os 110 esfregaços: 38 (34,5%) esfregaços eram inequivocamente malignos (C5), enquanto 46 (41,8%) eram benignos (C2), ou seja, negativos para células malignas. Cinco (4,5%) esfregaços eram provavelmente benignos (C3), enquanto quatro (3,6%) esfregaços eram suspeitos de malignidade (C4). Dezassete (15,5%) esfregaços eram insatisfatórios/inadequados (Cl), o que dá uma taxa de insatisfação de 15,5%.

A taxa de esfregaços insatisfatórios de 15,5% registada neste estudo foi bastante elevada, mas compara-se favoravelmente com as taxas comunicadas por Gukas[24] , Panchalingam[25] e Ewaen[26] em estudos semelhantes. Este valor também é inferior aos 25% recomendados pelo National Health Services Breast Screening Programme (NHSBSP) da Grã-Bretanha .[18]

Algumas das razões para um esfregaço insatisfatório incluem: erro de aspiração. Em segundo lugar, a natureza da lesão pode dificultar a deslocação e a aspiração das células, como acontece nas lesões muito fibrosas. Em terceiro lugar, as lesões palpáveis difusas produzem menos células do que os nódulos palpáveis discretos. Por último, a curva de aprendizagem também aumenta a taxa de insatisfação. Isto é particularmente verdadeiro porque é necessária alguma experiência para saber qual o aspirado que é suscetível de ser inadequado e requer uma nova aspiração. Neste estudo, não se registaram esfregaços insatisfatórios nas últimas 20 FNAC realizadas. Isto indica que a curva de aprendizagem teria contribuído significativamente para o número de esfregaços insatisfatórios obtidos anteriormente e que o nível de proficiência alcançado pelo autor estava a aumentar com o tempo. Neste estudo, o tamanho do nódulo correlacionou-se com o número de esfregaços insatisfatórios, com um número relativamente maior de esfregaços insatisfatórios observados em nódulos com menos de 2 cm de diâmetro. Dos seis nódulos com menos de 2 cm de diâmetro, quatro eram insatisfatórios na PAAF, em comparação com seis dos 50 nódulos com 2-5 cm de diâmetro e sete dos 54 nódulos com mais de 5 cm de diâmetro. O facto de o nódulo ser benigno ou maligno não afectou a taxa de insatisfação neste estudo, uma vez que foram quase equívocos.

Verificou-se que a citologia aspirativa por agulha fina era mais específica do que sensível neste estudo; 95,5% e 90,0%, respetivamente, com uma precisão de diagnóstico global de 92,9%. Estes valores são comparáveis aos documentados em estudos semelhantes[23-27] e muito superiores a >60% para a especificidade e > 80% para a sensibilidade recomendados pelo NHSBSP da Grã-Bretanha[18] . Os valores elevados de sensibilidade, especificidade e precisão global do diagnóstico obtidos neste estudo podem dever-se ao facto de apenas terem sido colhidas amostras de nódulos palpáveis e ao facto de a maioria dos doentes se ter apresentado tardiamente com nódulos de grandes dimensões. Com uma sensibilidade de 90,0% neste estudo, significa que o diagnóstico de malignidade pode ser efectuado em cerca de 90% das vezes por PAAF. Também com uma especificidade de 95,5% obtida neste estudo, significa que a PAAF pode excluir a malignidade em cerca de 95,5% dos casos. E com uma exatidão diagnóstica global de 92,9%, mostra que a PAAF pode fazer o diagnóstico tanto de doenças benignas como malignas em cerca de 92,9% dos casos.

Neste estudo, a FNAC registou uma taxa de falsos positivos (FPR) de 5,3%. Esta taxa é bastante elevada e preocupante porque, quando é efectuado um falso diagnóstico de malignidade, pode ser causa de grande ansiedade para o doente e pode também levar a um tratamento excessivo de uma doença benigna, se a confiança for apenas na PAAF. Este valor é superior aos 2,7, 2,6, 0 e 0,6 registados por Udoeyop[23] , Panchalingam[25] , Ewaen[26] e Ukah[27] respetivamente. O valor do FPR neste estudo também foi superior ao valor inferior a 1% recomendado pelo NHSBSP[18] da Grã-Bretanha. No entanto, é inferior ao valor de 7,3% registado por Gukas[24] em Jos. Os diagnósticos falsos positivos na citologia de PAAF ocorrem frequentemente devido a dificuldades de interpretação. Algumas das condições associadas a diagnósticos falsos positivos incluem[18,20] : fibroadenoma, espessamento ou massa lactacional, cicatriz radial com hiperplasia, papiloma, alterações por radiação, necrose da gordura, células apócrinas atípicas, ginecomastia, tumor filodes, adenomioepitelioma, adenoma tubular e tumor de células granulares.

Outra área de preocupação é a taxa de falsos negativos (FNR) que, neste estudo, foi de 8,7%. Este valor é bastante elevado e preocupante porque significa que a PAAF pode falhar o diagnóstico de malignidade em cerca de 8,7% dos casos. Isto pode dar ao médico e ao doente alguma falsa confiança, levando-os a relaxar, com a consequência de que a lesão pode tornar-se mais avançada na altura em que for eventualmente diagnosticada. Este achado traz à tona a necessidade de combinar a PAAF com outras modalidades de diagnóstico, como o exame clínico e a mamografia, como no teste Triple[17-20] , e, quando houver confusão, efetuar uma biópsia cirúrgica aberta com histopatologia para confirmação. O valor obtido no presente estudo está correlacionado com os 6,2% registados por Udoeyop[23] e é superior aos 2,6% e 1,7% registados por Ewaen[26] e Ukah[27] , respetivamente. Além disso, o valor atual é inferior aos 12,6%, 17,0% e 14,9% registados por Gukas[24] , Panchalingam[25] e Alatise et al[16] nos seus estudos. No entanto, a taxa de 8,7% registada neste estudo é superior ao valor inferior a 5% recomendado pelo NHSBSP da Grã-Bretanha .[18]

De um modo geral, os diagnósticos falsos negativos na citologia de PAAF são mais comuns do que os diagnósticos falsos positivos. Foram registados entre 3-24%[18,20] . Os diagnósticos falsos negativos resultam mais frequentemente de um erro de amostragem e, por vezes, de um erro de interpretação[18] . Algumas das situações e condições associadas a diagnósticos falsos negativos na citologia de PAAF incluem: dificuldade em colher amostras de algumas lesões, cancro bem diferenciado de grau I, papiloma infartado, carcinoma lobular invasivo. Além disso, o carcinoma ductal in situ de baixo grau, alguns carcinomas tubulares e o carcinoma cribriforme podem produzir aspirados enganosamente "benignos". Outras condições incluem: carcinomas inflamatórios, necrose no centro de um carcinoma de alto grau, esclerose, carcinomas papilares e tumores mucinosos.

O valor preditivo positivo neste estudo foi de 94,7%, o que indica que a PAAF tem uma probabilidade de cerca de 94,5% de prever malignidade. Este valor é comparável aos 97,3%, 92,6%, 97,4% e 99,3% obtidos por Udoeyop[23] , Gukas[24] , Panchalingam[25] e Ukah[27] respetivamente. Este valor obtido no estudo atual também é comparável com >95% recomendado pelo NHSBSP da Grã-Bretanha .[18]

Neste estudo, a PAAF alcançou um valor preditivo negativo de 91,3%, o que significa que a PAAF tem uma probabilidade de 91,3% de prever a ausência de malignidade quando esta está verdadeiramente ausente. Este valor é comparável aos 93,8% registados por Udoeyop[23] , mas superior aos 87,3% e 82,9% registados por Gukas[24] e Panchalingam[25] nos seus estudos.

Neste estudo, a PAAF, quando comparada com o diagnóstico clínico, mostrou maior validade diagnóstica, especialmente nos domínios da especificidade e da taxa de falsos positivos. A PAAF teve uma especificidade de 95,5% em comparação com 89,7% obtida pelo diagnóstico clínico ($p<0,05$). Também a taxa de falsos positivos foi de 5,3% com a PAAF em comparação com 11,3% obtida pelo diagnóstico clínico ($p<0,05$). A diferença entre os valores acima referidos foi significativa, demonstrando que a PAAF é um melhor instrumento de diagnóstico de doenças da mama do que a avaliação clínica.

Para além de indicar se uma lesão é benigna ou maligna, a PAAF pode subclassificar significativamente as lesões mamárias em entidades histológicas definidas.

De acordo com o estudo de Young et al[65] , a biópsia mamária por PAAF é um método fiável para o diagnóstico do carcinoma da mama, mas ainda existem dificuldades na sua capacidade de determinar o subtipo de tumor. No estudo acima referido, o desempenho foi melhor para o diagnóstico de adenocarcinoma (tipo ductal) com 65% de exatidão. As taxas de diagnóstico exato dos carcinomas lobular, medular e mucinoso foram de 20%, 12% e 27%, respetivamente.

No presente estudo, apenas 86 dos 110 esfregaços puderam ser subclassificados em diferentes condições histológicas da mama na citologia. Vinte e quatro esfregaços não puderam ser subclassificados. Dos 86 esfregaços subclassificados, 32 eram fibroadenomas e 32 eram carcinomas ductais invasivos por FNAC. A correlação da subclassificação da PAAF com os resultados histopatológicos mostrou que: dos 32 diagnósticos de fibroadenoma na PAAF, a histologia confirmou que 25 eram fibroadenomas, com uma precisão de 78,1%, cinco eram doença fibrocística e um era carcinoma ductal invasivo e mastite. Além disso, de outros 32 diagnósticos de carcinoma ductal invasivo por PAAF, a histologia confirmou que 28 eram carcinoma ductal invasivo, com uma exatidão de 87,5%, e os restantes quatro eram carcinoma metaplásico. Três diagnósticos de carcinoma metaplásico na PAAF revelaram-se dois carcinomas ductais invasivos e um carcinoma metaplásico na histopatologia. Além disso, um diagnóstico de carcinoma papilar na PAAF foi confirmado como carcinoma ductal invasivo na histologia. Um diagnóstico de carcinoma lobular na PAAF provou ser mastite na histologia. Dois casos de mastite na PAAF foram diagnosticados com exatidão como mastite na histologia. Além disso, dos oito casos de doença fibrocística por PAAF, quatro eram doença fibrocística, três eram carcinoma ductal invasivo e um era adenose na histologia.

A exatidão da PAAF neste estudo para subclassificar as doenças da mama foi comparável à de Young et al[56] no seu estudo sobre o diagnóstico e a subclassificação do carcinoma da mama por PAAF. No entanto, o presente estudo alcançou uma precisão superior de 87,5% em comparação com 65% de Young et al[65] para o carcinoma ductal invasivo. No entanto, o diagnóstico exato do carcinoma metaplásico, do carcinoma papilar, do carcinoma lobular e da doença fibrocística continua a ser um problema.

Os resultados da citologia de PAAF estão disponíveis de forma relativamente rápida, em poucas horas nos bons centros[18] . Isto é possível porque o procedimento, bem como a coloração, requerem idealmente menos de uma hora. No entanto, devido ao número reduzido de citopatologistas e à elevada carga de trabalho, o período de espera pode ser mais longo. Neste estudo, contudo, foram necessários, em média, 2 dias +/- DP 1 dia para obter os resultados da PAAF, ao passo que, por outro lado, foram necessários, em média, 28 dias +/- DP 7 dias para obter o diagnóstico histopatológico. A diferença no intervalo de tempo para a obtenção dos resultados da PAAF e do histopatológico é estatisticamente significativa (P<0,05). O mesmo citopatologista que leu todos os esfregaços tinha também outras funções. Apesar disso, a PAAF foi capaz de reduzir significativamente (p<0,05) o período de espera para obter um diagnóstico em comparação com o período de espera para um relatório histopatológico. Por conseguinte, a PAAF em bons centros permite poupar tempo.

A FNAC tem sido descrita como muito segura e associada a poucas complicações. Entre as complicações que podem ocorrer incluem-se: dor, que é normalmente mínima e pode ser minimizada através do aconselhamento do doente antes do procedimento. Também podem ocorrer nódoas negras mínimas, especialmente em mulheres idosas. Embora seja pouco frequente, pode ocorrer um hematoma, especialmente em pessoas que estejam a tomar terapêutica anti-coagulante, incluindo aspirina. Outros incluem: infeção, que é muito rara e pode ser evitada através de uma preparação cuidadosa da pele e da utilização de materiais descartáveis esterilizados. Além disso, o desmaio, embora possível, é muito raro e pode ser minimizado através do aconselhamento e da realização do procedimento com o doente deitado. O pneumotórax é extremamente raro, mas pode ocorrer em mulheres muito magras e em lesões próximas da parede torácica. Finalmente, especulou-se a possibilidade de implantação de tumor ao longo do trajeto da agulha, mas esta complicação é muito remota, provavelmente porque os tractos da agulha foram removidos por mastectomia ou por biópsia excisional com radioterapia .[20]

No presente estudo, noventa e sete (88,2%) dos 110 doentes submetidos a PAAF não registaram qualquer complicação. Sete (6,4%) dos doentes sentiram dor ligeira, cinco dos quais tinham doença benigna e dois tinham doença maligna. Seis (5,5%) tiveram uma hemorragia ligeira que foi estancada com a aplicação de pressão com gaze esterilizada durante cinco minutos. Dos seis doentes com hemorragia, cinco tinham doença maligna e um doente tinha doença benigna. Os doentes com doença maligna tiveram mais hemorragias do que os doentes com doença benigna. Este facto deve-se, muito provavelmente, ao aumento da vascularização associado às doenças malignas. Esta conclusão é comparável à de Udoeyop[23] , que registou apenas 2,9% de hemorragias menores como complicação da PAAF. No estudo de Panchalingam[25] , 54,4% dos doentes não tiveram qualquer complicação, enquanto 25,8% e 18,1% tiveram dor e hemorragia, respetivamente. Nenhum dos doentes deste estudo apresentava evidência de infeção, desmaio, pneumotórax ou implantação de tumor ao longo do trajeto da agulha. Este facto também é semelhante ao encontrado em estudos relacionados[23,25] . Estas observações indicam que a FNAC é um procedimento relativamente seguro.

Geralmente, a PAAF é muito económica e poupa muito dinheiro aos doentes quando comparada com a biopsia cirúrgica aberta. Isto é ainda mais verdade quando se considera o custo-benefício para alguns doentes com algumas doenças, como quistos mamários benignos e mastite ou abcessos mamários, que podem não necessitar de biópsia cirúrgica aberta para o seu tratamento. O facto de, neste estudo, o custo total da FNAC ter sido de 1 700,00 euros e o da biopsia cirúrgica aberta de 13 600,00 euros por cada doente torna óbvia a enorme quantidade de dinheiro que poderia ser poupada aos doentes. Vários outros estudos efectuados sobre a FNAC em diferentes partes do país relataram uma poupança de custos semelhante para os doentes[23-27] . Por conseguinte, estabelece-se que a FNAC é muito rentável e poupa uma enorme quantidade de dinheiro aos doentes quando utilizada como alternativa à biopsia cirúrgica aberta, especialmente nos quistos mamários benignos, em que a FNAC também é curativa.

5.1 CONCLUSÃO:

A PAAF alcançou uma elevada sensibilidade e especificidade neste estudo e pode ser utilizada com uma precisão significativa para efetuar o diagnóstico de doença mamária, mas tal deve ser feito com precaução devido às elevadas taxas de falsos positivos e falsos negativos registadas com a PAAF. Quando a PAAF é utilizada isoladamente para efetuar o diagnóstico, pode resultar em subtratamento e sobretratamento, respetivamente, com implicações clínicas e médico-legais associadas.

A PAAF, para além de dizer se uma lesão é benigna ou maligna, pode subclassificar as lesões mamárias em diferentes entidades de doença com uma precisão significativa. A PAAF também foi capaz de reduzir significativamente o período de espera para obter um diagnóstico ($p<0,05$) em comparação com o período de espera por um relatório histopatológico. A FNAC foi muito segura e bem tolerada pela maioria dos doentes, com complicações mínimas. A prática da PAAF é muito económica e poupa muito dinheiro aos doentes quando comparada com a biopsia cirúrgica aberta.

RECOMENDAÇÕES.

1. O autor recomenda vivamente a utilização da PAAF como ferramenta de diagnóstico inicial para o diagnóstico de massas mamárias no Nnamdi Azikiwe University Teaching Hospital, Nnewi, tendo em conta a sua relação custo-eficácia, a aceitabilidade por parte dos doentes e a capacidade de reduzir a longa lista de espera por espaço na sala de operações.

2. O autor recomenda igualmente a criação de uma clínica dedicada à FNAC, que deverá ser gerida por um cirurgião geral bem motivado. Isto tornará o procedimento mais rápido e ajudará também a formar outros médicos.

3. Nos casos em que a FNAC não coincide com o diagnóstico clínico, o autor defende a repetição do exame ou a realização de uma biopsia cirúrgica aberta para confirmação do diagnóstico.

REFERÊNCIAS:

1. Memon A, Parveen S, Sangrarasi AK, Malik AM, Laghari A, Talpur AH. Changing pattern of benign breast lumps in young females. World Journal of Medical Sciences 2007, 21-24.

2. Globocan 2008 Folhas informativas sobre o cancro. Resumo da incidência e mortalidade do cancro da mama a nível mundial em 2008.

3. Globocan 2008 estatísticas rápidas por país. Cancros mais frequentes: Mulheres.

4. Yusuf LMD. Diagnóstico precoce do cancro da mama. Anais da Medicina Africana, 2004. 3: 95-97.

5. Anyanwu SNC. Tendências temporais na apresentação do cancro da mama no terceiro mundo. Jornal de Investigação Experimental e Clínica do Cancro.2008, 27:17.

6. Anyanwu SNC. Cancro da mama na Nigéria Oriental: uma análise de dez anos. Jornal de Medicina da África Ocidental, 2000. 19: 120-125.

7. Okobia MN, Bunker CH, Okonofua FE, Osime U. Knowledge, attitude and practice of Nigerian women towards breast cancer (Conhecimento, atitude e prática das mulheres nigerianas em relação ao cancro da mama): A cross sectional study. Jornal Mundial de Oncologia Cirúrgica. 2006.4: 4-11.

8. Chiedozi CL. Cancro da mama na Nigéria. Uma revista sobre cancro para clínicos, 2006. 55: 653-657.

9. Mandong BM, Madaki AKJ, Mannaseh AN. Doenças malignas em Jos: Um acompanhamento. Anais da Medicina Africana, 2003. 2: 49-53.

10. Polyak K. Cancro da mama: Origens e evolução. Journal of Clinical Investigation, 2007.117: 3155-3163.

11. Oluwole SF, Fadiran OA, Odesanmi WO. Doenças da mama na Nigéria. British Journal of Surgery, 2005. 74: 582-585.

12. Ghartey F.N.Jnr. A cross-section view of breast cancer in Ghana (Uma visão transversal do cancro da mama no Gana). Mammocare Ghana, 2007. 16:10.

13. Adesunkanmi A, Lawai O, Adelusola K, Durosimi M. The severity, outcome and challenges of breast cancer in Nigeria (A gravidade, os resultados e os desafios do cancro da mama na Nigéria). The Breast, 2006.15: 399-409.

14. Newman LA. Cancro da mama em mulheres afro-americanas. The Oncologist, 2005. 10: 1-14.

15. Hawsauer AK, Keegan THM, Chang ET, Glaser SL, Howe H e Clerke CA. Recent trends in breast cancer incidence in US white women by county-level urban/rural and poverty status. BioMed Central Medicine, 2009. 7:31.

16. Alatise 01, Lawai 00, Olasode 00, Adesunkanmi ARK. Citologia aspirativa por agulha fina da mama num hospital terciário nigeriano. Jornal de Cirurgia da África Central e Oriental, 2007. 12:126-132.

17. Tabbara SO, Frost AR, Stoler MH, Sniege N, Sidawy MK. Mudança de tendências na aspiração com agulha fina da mama: Resultados do inquérito da Sociedade Papanicolaou de Citopatologia. Diagnostic Cytopathology. 2000; 22: 126-130.

18. Bishop J, Coleman M, Cooke B, Davies R, Frost F, Grace J. et.al. Centro Nacional de Cancro da Mama, 2004. Breast FNA cytology and core biopsy: a guide for practice. Centro Nacional do Cancro da Mama, Camperdown, NSW. Primeira edição. 158.

19. O'Neil S, Castelli M, Gattuso P, Kluskens L, Madsen K, Aranha G. FNA of 697 palpable breast lesions with histopathologic correlation. Surgery, 1997; 122: 824-828.

20. Rosen PP. Role of cytology and needle biopsy in the diagnosis of breast disease (Papel da citologia e da biópsia por agulha no diagnóstico de doenças da mama). Patologia mamária de Rosen. Lippincott-Raven publishers, 1997. Capítulo 48. 817-831.

21. Dixon JM, Lamb J, Anderson J. Aspiração com agulha fina da mama: The importance of the aspirator. The Lancet, 1983; 2: 564.

22. Lieske B, Ravichandran D, Wright D. Role of FNAC and core biopsy in the pre-operative diagnosis of screen-detected breast carcinoma. British Journal of Cancer. 2006, 95: 62-66.

23. Udoeyop U.W. O papel da FNAC na gestão das doenças da mama no Hospital Universitário de Calabar. Faculdade de Medicina da Nigéria, 1990, parte II da Dissertação FMCS.

24. Gukas ID. O valor relativo da biópsia trucut e da citologia de biópsia FNA no tratamento de lesões mamárias no Jos University Teaching Hospital, Jos. Faculdade de Medicina de Pós-graduação da Nigéria, 1997, parte II da Dissertação FMCS.

25. Panchalingam L. Avaliação da citologia de biópsia por PAAF no diagnóstico de nódulos mamários no Hospital Universitário de Lagos. Faculdade de Medicina da Nigéria, 1999, parte II da Dissertação FMCS.

26. Ewaen OD. A exatidão do diagnóstico da FNAC de massas mamárias palpáveis no Hospital Universitário da Universidade de Benim. Colégio de Médicos da África Ocidental, 2006 parte II da Dissertação do FWACP.

27. Ukah CO. Correlação do diagnóstico citológico e histológico de doentes com carcinoma da mama atendidas no University College Hospital, Ibadan: um estudo prospetivo de dez anos (janeiro de 1996-dezembro de 2005). Faculdade de Medicina da Nigéria, 2007, parte II da Dissertação FMCP.

28. Stewart FW. O diagnóstico de tumores por aspiração. American Journal of Pathology. 1933; 9: 801-811.

29. Martin HE, Ellis EB. Biópsia por aspiração. Surg. Gynaecol. Obstet. 1934; 59: 578-589.

30. Smith RA, Saslow D, Sawyer KA, Costanza ME, Evans WP, Foster RS, et al. American Cancer Society guidelines for breast cancer screening update. A Cancer Journal for Clinicians. 2003, 53: 141-169.

31. Humphrey LL, Helfand M, Chan BKS, Woolf SH. Breast cancer screening (Rastreio do cancro da mama): A summary of the evidence for the U.S. Preventive Services Task Force (Um resumo das provas para o Grupo de Trabalho dos Serviços Preventivos dos EUA). Ann. Intern. Med. 2002; 137: 347-360.

32. Saslow D, Hannan J, Osuch J, Alciati MH, Baines C, Barton M et al. Clinical Breast Examination: Recomendações práticas para otimizar o desempenho e os relatórios. CA Cancer Journal for

Clinicians. 2004; 54: 327344.

33. Pisano ED, Fajardo LL, Caudry DT, Sniege N, Frable WJ, Berg W.A. et al. FNA Biopsy of non-palpable breast lesions in a multi-centre clinical trial: Resultados do grupo de oncologia de diagnóstico radiológico V. Radiology. 2001; 219: 785792.

34. Suen MWM, Chan MKM. The role of FNAC in the diagnosis of breast lesions. Hong Kong Medical Journal, 1996; 2: 62-67.

35. Haghighi M. Avaliação citológica estereotáxica de lesões mamárias não palpáveis. Jornal de Investigação em Ciências Médicas, 2005.10: 201-204.

36. Sainsbury R. The breast in: Norman S. Williams, Christopher JK, Bultrode e P. Ronan O'Connell(Ed) Bailey and Love's Short Practice of surgery, 25th Edition. Edward Arnold Ltd. Londres, 2008. 827-848.

37. Iglehart DJ, Kaelin CM. Doenças da mama. In: Courtney M. Townsend, Daniel R. Beauchamp, Mark B. Elvers e Kenneth L. Mattoox (Ed). Sabiston Textbook of surgery. 17th Edition, vol.I. Saunders, an imprint of Elsevier, 2004. 876-893.

38. Tracee Cornforth. Biopsia da mama: um passo ou dois. Sobre. Com . Health's Disease and Condition, 16 de dezembro de 2003: 1-3.

39. Lew WYL, Lee WH. Citologia Aspirativa por Agulha Fina: Its role in the management of breast tumours. Australia and New Zealand Journal of Surgery, 1988; 58: 941-946.

40. Crosby JH. The Role of Fine Needle Aspiration Biopsy in the Diagnosis and Management of Palpable Masses (O Papel da Biópsia Aspirativa por Agulha Fina no Diagnóstico e Tratamento de Massas Palpáveis). Jornal da Associação Médica da Geórgia. 1996; 85: 33-36.

41. Giard RW, Hermans J. The value of Aspiration Cytology Examination of the Breast: A Statistical Review of the Medical Literature. Cancer, 1992; 69: 2104-2110.

42. De Freitas R Jr, Hamed H, Fenhmas I. Fine Needle Aspiration Cytology of Palpable Breast Lesions. British Journal ofClinical Practice. 1992; 46: 87-90.

43. Smallwood J, Herbert A, Guyer P, Taylor I. Accuracy of Aspiration Cytology in the diagnosis of breast diseases (Precisão da citologia aspirativa no diagnóstico de doenças da mama). British Journal of Surgery. 1985; 72: 841843.

44. Dixon JM, Anderson TJ, Lamb J, Nixon SJ, Forrest AMP. FNAC em relação ao exame clínico e à mamografia no diagnóstico de massa mamária sólida. British Journal of Surgery. 1984: 71; 593-596.

45. Kissin WM, Fisher C, Carter RL. Valor da biopsia Trucut no diagnóstico de tumores de tecidos moles. British Journal of Surgery. 1986; 73: 742-744.

46. Dixon JM, Jane-Clark P, Crucioli V. Reduction of the surgical excision rate in benign breast disease using FNAC with immediate reporting. British Journal of Surgery. 1987; 74: 1014-1016.

47. Robinson IA, Mckee G, Nicholson A. Prognostic value of cytological grading of fine needle aspirates from breast cancer (Valor prognóstico da classificação citológica dos aspirados por agulha fina do cancro da mama). The Lancet, 1994; 343:947-949.

48. Shirley SE, Mitchell DIG, Soares DP, James M, Rhoden AM, Wolff C et.al. Caraterísticas clínico-

patológicas das doenças da mama na Jamaica: resultados do estudo jamaicano sobre doenças da mama, 2000-2002. Jornal Médico das Índias Ocidentais, 2008. 57: 90-94.

49. Cant PJ, Madden MV, Close PM, Learmonth GM, Hacking EA, Dent D.M. Case for conservative management of selected fibrodenomas of the breast. British Journal of Surgery. 1987; 74: 857-859.

50. Ortiz M, Botello B, Harnandez D, Mateos R, Garieia CR. Doença Benigna da Mama: Correlação clínica, radiológica e patológica. Gynaecol. Obstet. Mex., 2002; 70: 613-618.

51. Anyikam A, Nzegwu MA, Ozumba BC, Okoye I, Olusina DB. Lesões benignas da mama na Nigéria Oriental. Saudi Medical Journal. 2008, 29: 241-244.

52. Ihekwaba FN. Doenças benignas da mama em mulheres nigerianas: Um estudo de 657 pacientes. Journal of the Royal College of Surgeons of Edinburgh. 1994, 39: 280-283.

53. Mayun AA, Pindiga UH, Babay UD. Padrão de diagnóstico histopatológico de lesões mamárias em Gombe, Nigéria. Jornal Nigeriano de Medicina, 2008. 159162.

54. Irabor DO, Okolo CA. Uma auditoria de 149 biopsias mamárias consecutivas em Ibadan, Nigéria. Jornal de Ciências Médicas do Paquistão. 2008(parte I). 24: 257-262.

55. Anyanwu SNC. Fibroadenoma da mama em Igbos nigerianos. Jornal médico sul-africano de 2000. 90: 1223-1226.

56. Garz-Guajardo R, Mendez-Olvera N, Flores-Gutierrez JP, Hernandez-Martinez S, Candanosa-Mc CM, Ancer-Rodriguez J et al. Biópsia FNA de neoplasias metastáticas da mama: Um relato de três casos. Cyto-journal, 2005; 2: 17.

57. Van Rijk MC, Deurloo EE, Nieweg OE, Gilhuijs KGA, Peterse JL, Rutgers EJT et al. A ultrassonografia e a citologia FNA podem poupar pacientes com cancro da mama a uma biópsia desnecessária do gânglio linfático sentinela. Annals of Surgical Oncology, 2006. 13:31-35.

58. Patel JJ, Gartell PC, Smallwood JA, Herbert A, Royle G, Buchanan R et al. Citologia FNA de massas mamárias: Evaluation of its accuracy and reasons for diagnostic failure. Annals of The Royal College Surgeons of England (Anais do Colégio Real de Cirurgiões de Inglaterra). 1987. 69: 156-159.

59. RaghuveerCV, Leekha I, Pai MR, Adhikari P. FNA cytology versus Fine needle sampling without aspiration: Um estudo prospetivo de 200 casos. Indian Journal of Medical Sciences. 2002; 56: 431-439.

60. Freitas R Jnr, Moreira MAR, de Souza GA, Hardy E, Paulinelli RR. Biópsia por PAAF em lesões mamárias: comparação entre dois dispositivos para obtenção de amostras citológicas. São Paulo Medical Journal, 2005. 123: 271-276.

61. Scopa CD, Koukouras D, Androulakis J, Bonikos D. Sources of diagnostic discrepancies in FNAofthe breast. Diagnostic Cytopathology. 1991; 7: 546548.

62. Mohammed AZ, Edino ST, Ochicha O, Alhassan SU. Valor da PAAF no diagnóstico pré-operatório de nódulos mamários palpáveis em países com poucos recursos: A Nigerian experience. Anais de Medicina Africana, 2005; 4: 19-22.

63. Boughton B. Breast tissue evaluation with FNA fast tracks cancer treatment planning. Oncology News International. 20 de março de 2009. 18:1-2.

64. Guidelines for non-operative diagnostic procedures and reporting in breast cancer screening (Diretrizes para procedimentos de diagnóstico não operatórios e relatórios no rastreio do cancro da mama). Subgrupo de diagnóstico não operatório do Grupo de Coordenação Nacional para a Patologia do Rastreio do Cancro da Mama. Publicação NHSBSP n.º 50. junho de 2001. 18-22.

65. Young NA, Mody DR, Davey DD. Diagnosis and sub-classification of breast carcinoma by FNA biopsy: Results of the inter-laboratory comparison program in non-gynaecologic cytopathology. Arquivos de Patologia e Medicina Laboratorial, 2002. 126: 1453-1457.

66. Classificação de Tumores da OMS: Patologia e Genética dos Tumores da Mama e dos Órgãos Genitais Femininos. Editado por: Tavassoli FA, Davilee P. International Agency for Research on Cancer (IARC) press, Lyon, 2003.

67. Khemka A, Chakrabarti N, Shah S & Patel V. Palpable Breast Lumps: FineNeedle Aspiration Cytology versus Histopathology: a Correlation of Diagnostic Accuracy . *O Jornal de Cirurgia da Internet.* 2009.18(1).

68. Sociedade Americana do Cancro. Breast Cancer Facts and Figures (Factos e números sobre o cancro da mama) 2007-2008. Atlanta: American Cancer Society, Inc. 6.

69. Huo D, Adebamowo CA, Ogundiran TO, Akang EE, Campbell O, Adenipekun A et.al. Parity and breast feeding are protective against breast cancer in Nigerian women. British Journal of Cancer. 2008, 98: 992-996.

70. Dupont WD, Page DL. Breast cancer risk associated with proliferative disease, age at first birth and a family history of breast cancer. American Journal of Epidemiology; 1987. 125: 769-779.

71. Balogun MO, Owoaje ET. Conhecimento e prática da BSE entre comerciantes do sexo feminino em Ibadan, Nigéria. Anais da Pós-Graduação em Medicina de Ibadan, 2005. 3: 52-56.

72. Salaudeen AG, Akande TM, Musa OI. Conhecimento e atitude em relação ao cancro da mama e ao BSE entre as estudantes universitárias de um estado da Nigéria. Revista Europeia de Ciências Sociais, 2009. 7: 157-165.

73. Agboola AOJ, Dej-Agboola AM, Oritogun KS, Musa AA, Oyebadejo TY, Ayoade BA. Conhecimento, atitude e prática da BSE em profissionais de saúde do sexo feminino no Hospital Universitário Olabisi Onabanjo, Sagamu, Nigéria. Int. Med. Journal. 2009; 8: 1.

74. Akhigbe AO e Omuemu VO. Conhecimentos, atitudes e práticas de rastreio do cancro da mama entre as trabalhadoras da saúde numa cidade urbana nigeriana. BioMed Central Cancer. 2009; 9: 203.

75. Sami A, Yadollahie M, Habibzadeh F. knowledge and attitudes of BSE in a group of women in Shiraz, Southern Iran. Postgraduate Medical Journal. 2009; 85: 283-287.

76. Seif NY. e Aziz MA. Effect of BSE training programme on knowledge, attitude and practice of a group of working women. Jornal do Instituto Nacional do Cancro do Egito. 2000; 12: 105-115.

APÊNDICE A: Aprovação do Comitê de Ética

P.M.B. 5025, NNEWI, ANAMBRA STATE, NIGERIA

Prof. S. N. Nnatu
MB. BCH. FWACS, FICS, FMCOG, FRCOG London
Chairman
Board of Management

B.O. Chukwuma
B. Sc., MA, MBA, AHA
Director of Administration/
Secretary to the Board

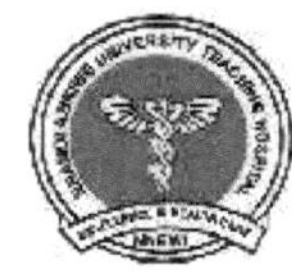

Prof. R. O. Ofiaeli
MBBS (IB), FMCS, FICS, FWACS,
Chief Medical Director/
Chief Executive

Dr. A. O. Igwegbe
MBBS, FWACS, FICS, FISS
Chairman
Medical Advisory Committee

E-mail: [illegible]@yahoo.co.uk
[illegible]@hotmail.com
Telegram: TEACHOS NNEWI

Our Ref: NAUTH/CS/66/VOL.3/38

Your Ref: __________

Date: 2/11/2009

Madubogwu Chimezie Innocent
Department of Surgery
NAUTH
Nnewi

ETHICAL COMMITTEE APPROVAL

RE: DIAGNOSTIC ACCURACY OF FINE NEEDLE ASPIRATION CYTOLOGY FOR PALPABLE BREAST MASSES IN NNAMDI AZIKIWE UNIVERSITY TEACHING HOSPITAL (N.A.U.T.H.), NNEWI.

I write to inform you that after due consideration of your revised research proposal, approval is hereby conveyed for you to commence the study.

…………………………	…………………………
Dr. P.U Ele	**J.U. Ugochukwu (Mrs)**
Chairman, NAUTH Ethical Committee	Sec., NAUTH Ethical Committee

Apêndice B (Proforma)

História:

1. Iniciais do doente ---
2. Número do hospital ---
3. Número de série--
4. Data ---
5. Sexo ---
6. Idade---
7. Ocupação --
8. Estado civil--
9. Nível de ensino mais elevado --
10. Paridade (para as mulheres)------------------------------
11. Idade da primeira gravidez---------------------------------
12. Último confinamento---------------------------------------
13. Idade da menarca ---
14. Idade da menopausa ---------------------------------------
15. Aleitamento materno (duração total em meses) -------------
16. Utilização de contraceptivos: (sim/não); tipo I ----------------

    II duração da utilização-----------------------------
17. L.M.P. --
18. Site (direita/esquerda)---------------------------
19. Duração (quando notada) -------------------------
20. Hx anterior de lesão mamária (sim/não). Se sim: I local -----------------

    II duração-----------------------III histologia ------------------IV tratamento-------
21. Hx familiar de cancro da mama: I sim/não ---------II relação----------------------

Exame:

22. Local (Quadrante) I UOQII ---------------------- UIQ------------------------

    III LOQ ---------------------------------- IV LIQ ----------------------
23. Tamanho ------------------ Right---------------- Left------------------------
24. Concurso (sim/não)--
25. Multiplicidade--
26. Consistência --
27. Mobilidade (anexo) I pele --

II estrutura subjacente ---

28.Alterações cutâneas (tipo/natureza) --

29. bocal de descarga ---

30. Linfadenopatia axilar Ipsilateral (sim/não) --------------------------------

Em caso afirmativo: I número -----------II natureza --------------------------

31. Impressão clínica ---

32. Relatório citológico (gradação): I Insatisfatório(Cl)------------------------

II Benigno(C2) -------------------- III Provavelmente benigno(C3) -----------------

IV Suspeita de malignidade(C4) -------------------- V Maligna(C5)-----------------

33.Subclassificação do relatório de citologia -------------------------------------

34. Duração do relatório de citologia--

35. Custo da citologia ---

36. Citologia do gânglio linfático (se estiver aumentado)---------------------

37. Complicações: I dorII ----------------------hemorragia ----------------------

III Outros (especificar) ---------------------------------------

38. Tolerância ao procedimento (grau de incómodo):I sem incómodo---------------------------

II ligeiro ---------- III moderado -------------- IV grave -------------------

39. Relatório histológico---

Apêndice C

Definição de palavras e conceitos-chave:

1. Citologia: O estudo das células, da sua origem, estrutura, função e patologia.

2. Histologia: O estudo da estrutura minuciosa, composição e função dos tecidos.

3. Biópsia: Remoção de tecido de um corpo vivo para exame microscópico.

4. Citologia FNA: Estudo microscópico de células obtidas de um corpo vivo através de uma agulha fina (normalmente inferior a 21FG) e de uma seringa de pressão negativa.

5. Biópsia por agulha grossa: O processo de obtenção de um núcleo de tecido através de uma agulha Trucut (normalmente de 10-18 FG).

6. Teste triplo: Uma modalidade de diagnóstico que consiste numa combinação de: exame clínico, radiológico e histológico/citológico para efetuar o diagnóstico de doença da mama.

7. Biópsia estereotáxica: O processo de obtenção de uma amostra de tecido utilizando a orientação de uma mamografia (radiografia da mama).

8. Especificidade: O número de lesões benignas corretamente identificadas (ou seja, o número de relatórios benignos menos o número de relatórios falsos negativos) expresso como uma percentagem do número total de lesões benignas amostradas.

9. Sensibilidade absoluta: O número de diagnósticos de malignidade expresso como uma percentagem do número total de malignidades confirmadas incluídas na amostra.

10. Sensibilidade completa: O número de carcinomas que não foram definitivamente negativos ou inadequados na PAAF, expresso como uma percentagem do número total de carcinomas.

11. Taxa de falsos negativos: O número de notificações de falsos negativos expresso como uma percentagem do número total de neoplasias malignas amostradas.

12. Taxa de falsos positivos: O número de notificações de falsos positivos expresso como uma percentagem do número total de neoplasias malignas amostradas.

13. Valor preditivo positivo de um diagnóstico maligno: O número de malignidades corretamente identificadas (ou seja, o número de notificações malignas menos o número de notificações falsas positivas) expresso como uma percentagem do número total de notificações malignas.

14. Taxa de amostras inadequadas: O número de amostras inadequadas expresso como uma percentagem do número total de lesões amostradas.

15. Secção congelada: Um exame histopatológico rápido intra-operatório de tecido fresco. Envolve a congelação de uma pequena amostra, o corte de secções muito finas com um micrótomo e a coloração das secções para microscopia.

16. Secção de parafina: Um exame histopatológico pós-operatório de tecido. Envolve o corte de secções muito finas de tecido embebido em parafina com um micrótomo e a coloração das secções para microscopia.

Apêndice D

Classificação histológica da OMS para os tumores da mama

1. Tumores epiteliais :

a. Carcinoma ductal invasivo
b. Carcinoma lobular invasivo
c. Carcinoma tubular
d. Carcinoma cribriforme invasivo
e. Carcinoma medular
f. Carcinoma mucinoso e outros tumores com mucina abundante
g. Tumores neuroendócrinos
h. Carcinoma papilar invasivo
i. Carcinoma micropapilar invasivo
j. Carcinoma apócrino
k. Carcinomas metaplásicos
l. Carcinoma rico em lípidos
m. Carcinoma secretor
n. Carcinoma oncocítico
o. Carcinoma adenoide cístico
p. Carcinoma de células acínicas
q. Carcinoma de células claras rico em glicogénio
r. Carcinoma sebáceo
s. Carcinoma inflamatório
t. Neoplasia lobular
u. Lesões proliferativas intraductais
v. Carcinoma microinvasivo
w. Neoplasias papilares intraductais
x. Proliferações epiteliais benignas

-Adenose, incluindo variantes

-Cicatriz radial / lesão esclerosante complexa

-Adenomas

2. Lesões mioepiteliais:

a. Mioepiteliose
b. Adenomiose epitelial

c. Adenomioepitelioma

d. Mioepitelioma maligno

3.Tumores mesenquimatosos:

a. Hemangioma

b. Angiomatose

c. Hemangiopericitoma

d. Hiperplasia estromal pseudoangiomatosa

e. Miofibroblastoma

f. Fibromatose (agressiva)

g. tumor miofibroblástico inflamatório

h. Lipoma

i .Tumor de células granulares

j .Neurofibroma

k .Schwannoma

l. Angiossarcoma

m .Lipossarcoma

n .Rabdomiossarcoma

o .Osteossarcoma

p .Leiomioma

q .Leiomiossarcoma

4.Tumores fibroépiteliais:

a. Fibroadenoma

b. Tumor de Phyllodes

c. Sarcoma estromal periductal de baixo grau

d. Hamartoma mamário

5.Tumores do mamilo:

a. Adenoma do mamilo

b. Adenoma siringomatoso

c. Doença de Pagets do mamilo

6.Linfoma maligno

a. Linfoma difuso de grandes células B

b. Linfoma de Burkitt

c. Linfoma extranodal de células B da zona marginal do tipo MALT

d. Linfoma folicular

7. Tumores metastáticos

8. Tumores da mama masculina:

a. Ginecomastia

b. Carcinoma

-Invasivo

-In situ

Apêndice E

Consentimento escrito para a realização de uma PAAF para massas mamárias palpáveis

Eu, Sra. / Sr. / Sra., ---dou o meu consentimento para ser incluído na investigação. Os benefícios imediatos (que incluem: o facto de ser totalmente gratuito, o resultado ser mais rápido do que a histologia e relativamente indolor) e os possíveis riscos (que podem incluir: nódoas negras, hemorragia e dor) foram-me claramente explicados em inglês e/ou em língua igbo e compreendidos por mim.

Compreendo também que tenho o direito de me retirar do estudo se assim o desejar, sem qualquer notificação prévia do investigador.

Fui informado de que, se me retirar do estudo, continuarei a beneficiar do mesmo nível de cuidados que o médico presta a qualquer outro doente, sem qualquer prejuízo.

Assinatura do participante/Data ---

Nome da testemunha--

Assinatura/Data ---

Nome/Endereço do Investigador: Dr. Madubogwu C.I. Departamento de Cirurgia.

Apêndice F

Fotomicrografia de doenças comuns da mama:

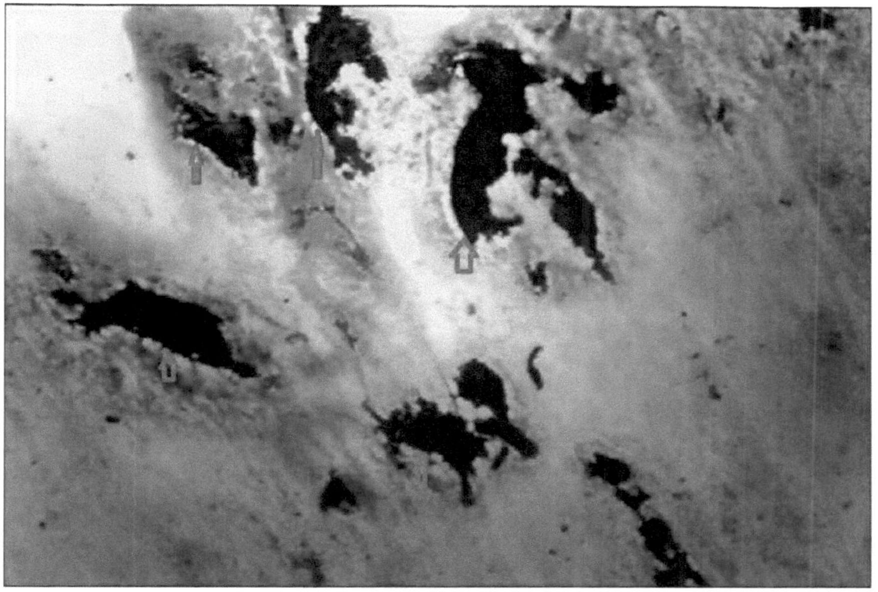

Fotomicrografia de fibroadenoma {ampliação x40 sob coloração Papanicoloua}As setas representam aglomerados tridimensionais coesos de células dispostas em padrão de chifre de chifre.

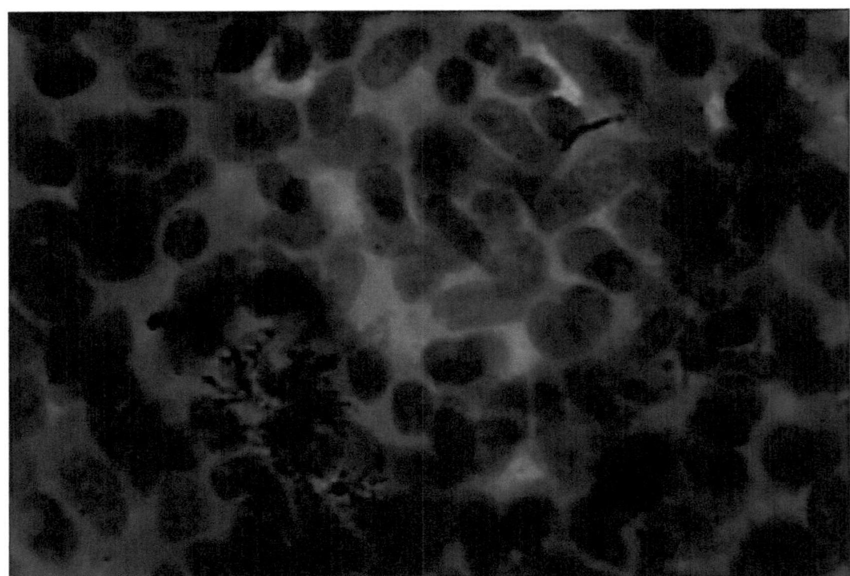

Fotomicrografia de fibroadenoma {ampliação x100; coloração Papanicoloua} Nesta ampliação, podem ser apreciadas células ductais com caraterísticas nucleares suaves misturadas com células mioepiteliais.

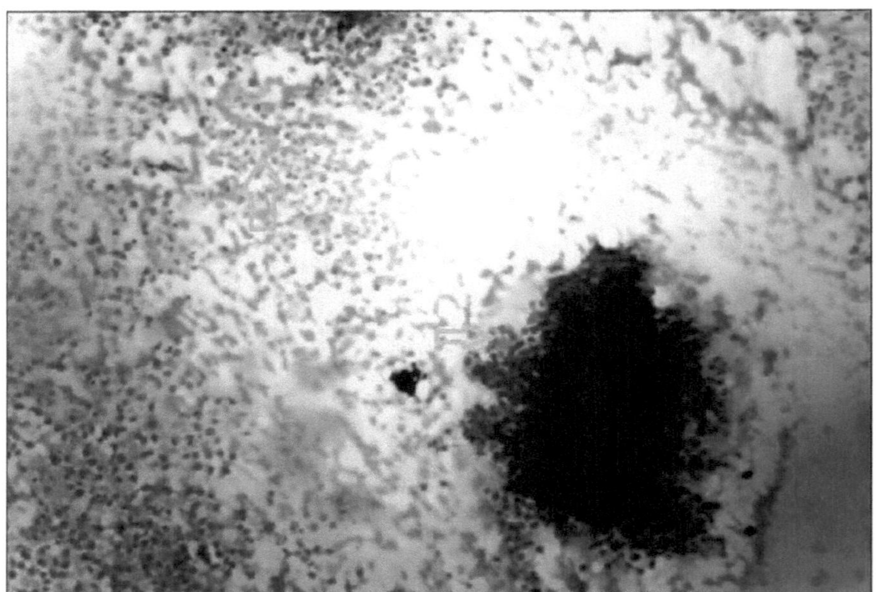

Fotomicrografia de carcinoma metaplásico da mama (ampliação xlOO; coloração Papanicoloua):- A seta mais pequena representa um aglomerado solto de células epiteliais com citoplasma orangófilo, enquanto a seta maior representa a diátese tumoral no fundo.

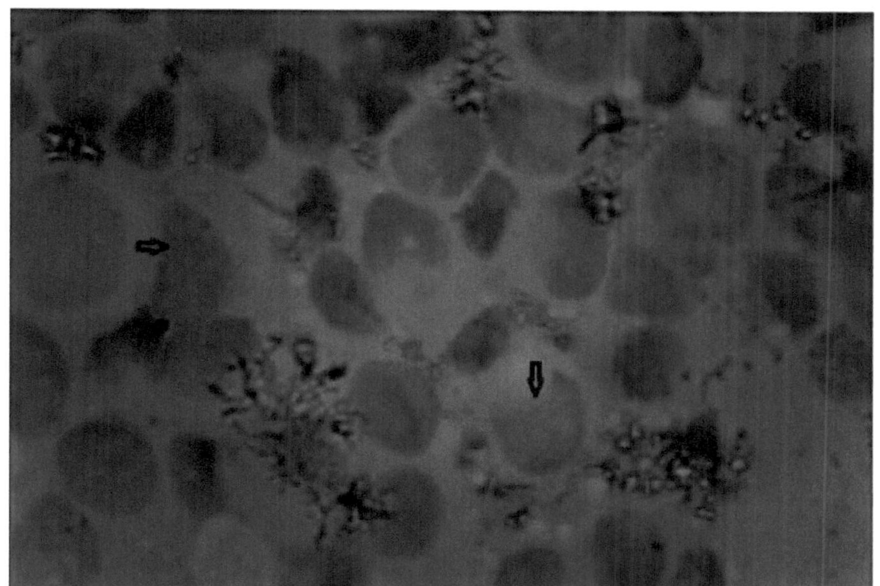

Fotomicrografia de Carcinoma Metaplásico da Mama (ampliação xlOOO; coloração Papanicoloua):- Nesta ampliação podem ser apreciados núcleos altamente pleomórficos com margens nucleares irregulares, representados pelas duas setas.

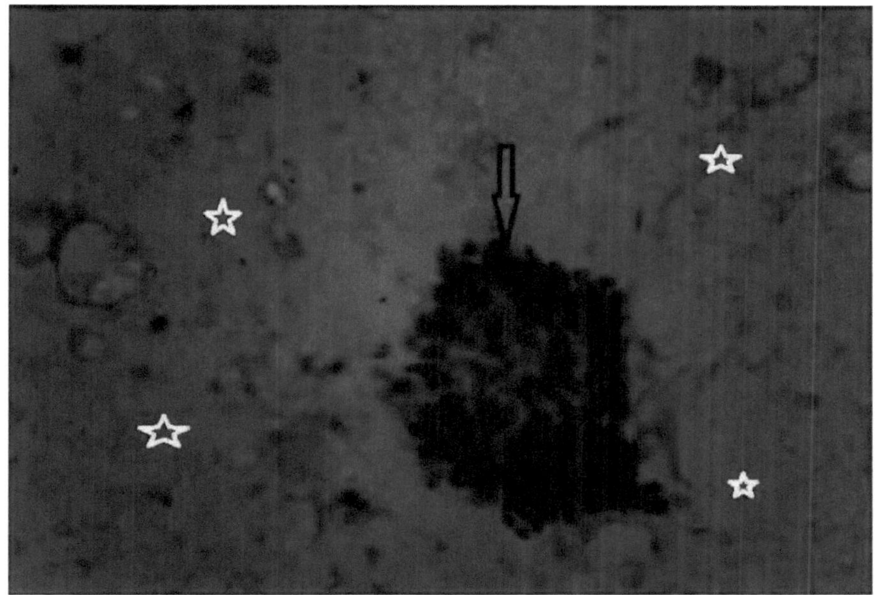

Fotomicrografia de alterações fibrocísticas {ampliação x40; coloração Papanicoloua}:- As secções mostram um aglomerado coeso de células epiteliais representado pela seta num fundo relativamente "sujo", como representado pelas estrelas.

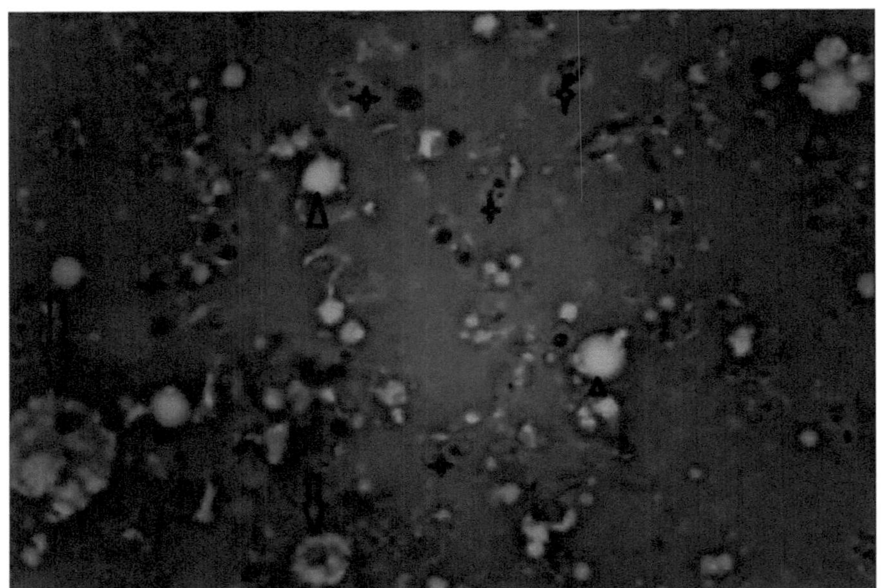

Fotomicrografia de alterações fibrocísticas {ampliação de 400x; coloração de Giemsa}:- No fundo, encontram-se muitos macrófagos espumosos, gotículas de gordura e polimorfos de neutrófilos, conforme representado por setas, pontas de seta e estrelas, respetivamente.

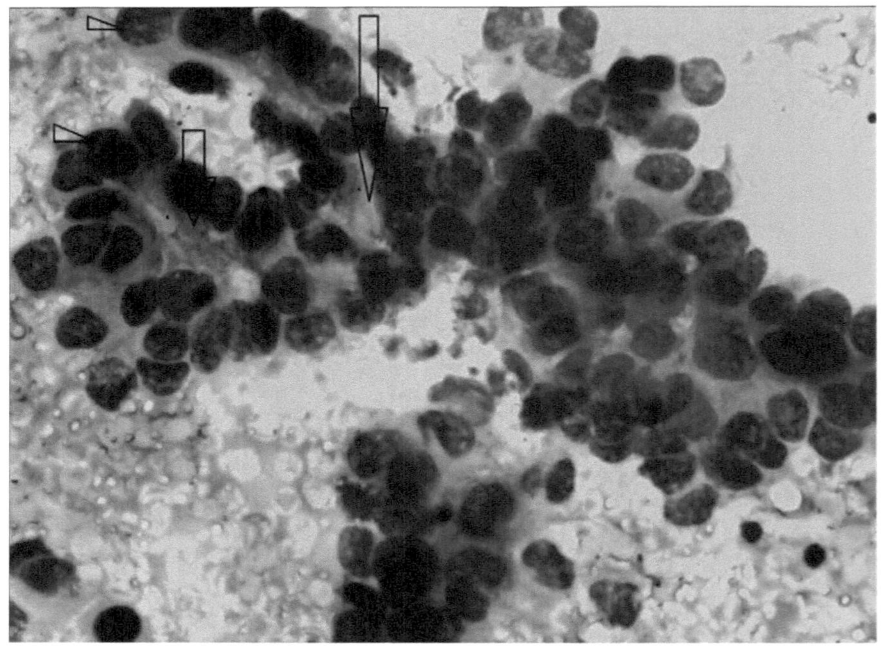

Fotomicrografia da variante papilar do carcinoma ductal invasivo {ampliação x400}:- A secção mostra estruturas papilares tridimensionais com um núcleo fibroso fino, representado por setas, que são investidas por células malignas, representadas por pontas de setas, com núcleo hipercromático pleomórfico com padrão de cromatina grosseiro.

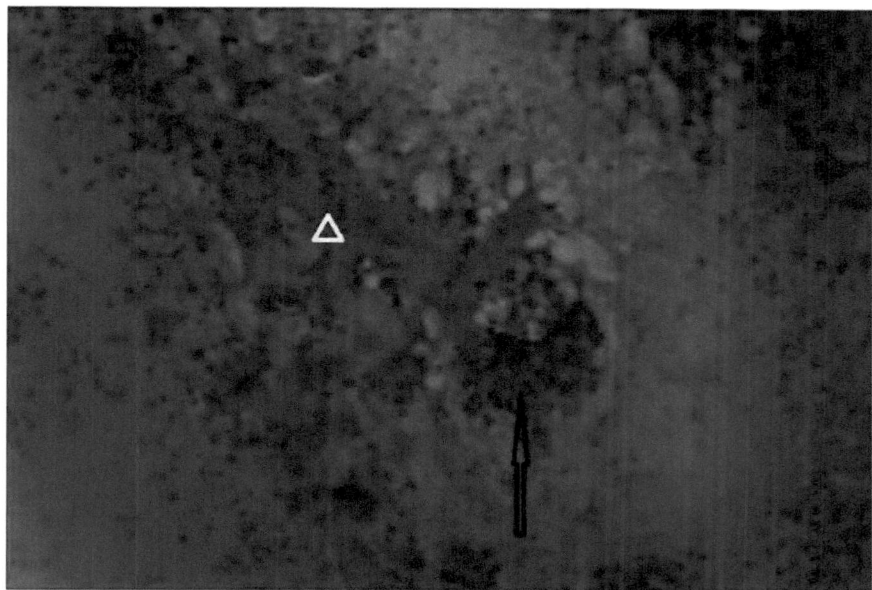

Fotomicrografia de carcinoma ductal invasivo, não especificado de outra forma {ampliação x40; coloração Papanicoloua}:- A secção mostra um aglomerado frouxo de células epiteliais, como representado pela seta, num fundo "sujo" contendo detritos tumorais necróticos, como representado pela ponta da seta.

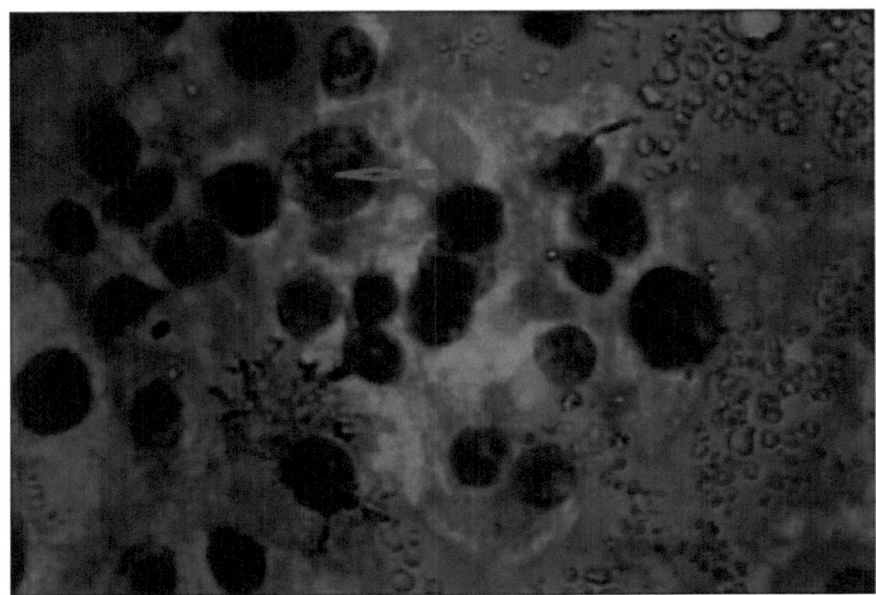

Fotomicrografia de carcinoma ductal invasivo, não especificado de outra forma {ampliação de 400x;

Coloração de Papanicolau}:-Nesta ampliação, o aglomerado frouxo de células tumorais é composto por células ductais neoplásicas com núcleos hipercromáticos pleomórficos e citoplasma granular abundante. Algumas das células contêm nucléolos proeminentes, como indicado pela seta.

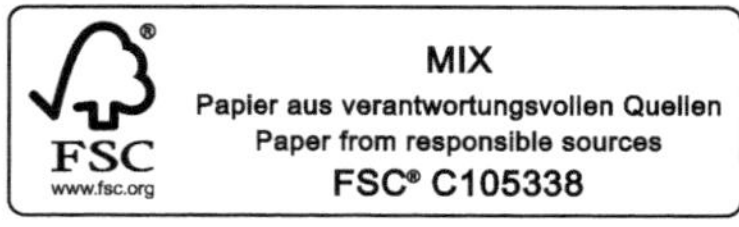

Printed by Books on Demand GmbH, Norderstedt / Germany